# スピリチュアルケアを語る

## ――ホスピス、ビハーラの臨床から

谷山洋三・伊藤高章・窪寺俊之［著］
関西学院大学キリスト教と文化研究センター［編］

関西学院大学出版会

# スピリチュアルケアを語る

## ――ホスピス、ビハーラの臨床から

### 目次

# 読者の皆さんへ

数年前から、「癒し」「癒し系」などという言葉が出版界やジャーナリストの世界で盛んに話題になり、それに呼応して「スピリチュアリティ」という言葉が飛び出して、一種の社会現象のように「医療」「教育」「福祉」などで使われた。その背後には激しい競争社会の中で明確な人生の目的を見つけられずに、黙々と働かされる現代人の痛みを反映している。

振り返ってみると、鈴木大拙の「日本的霊性」が出版され、日本人の宗教心の根源には浄土真宗と禅の流れがあると指摘して以来六〇年が経っている。大拙が宗教と言ったものは、今、横文字で「スピリチュアリティ」と言われているもので、日本人の心の中の「こころ」を指しており、かつ日本人の「生」を支える根底を指している。

「スピリチュアリティ」や「宗教」が問い続けているものは、究極の所「人間とは何か」「人間を人間にするものは何か」という問いである。

今回、関西学院大学キリスト教と文化研究センター（略称、ＲＣＣ）の研究プロジェクトとして、「スピリチュアリティと宗教」が立ち上げられたことは、苦悩する現代人への問題をつぶさに取り上げたＲＣＣスタッフの鋭い現代感覚とＲＣＣが持つ使命感の強さの現れと言える。

特に「死」「病い」に関わった三人がＲＣＣ主催・ミニフォーラムで発言した。長岡のビハーラの前チャプレンの谷山洋三先生（現在、四天王寺国際仏教大学専任講師）、アメリカのスタンフォード大学病院でチャプレンの養成に携わった伊藤高章先生（桃山学院大学教授）がたのご協力に心から感謝したい。ＲＣＣがこのような企画をなされたことを執筆者の一人として感謝したい。

窪寺俊之（関西学院大学神学部教授）

# 仏教における死　――ビハーラの体験から

谷山　洋三

**司会**　ホスピスにお入りになった方がたが最も求めているのは、肉体的な苦痛を緩和してもらいたいということです。同時に、もうひとつ精神的なケアや霊的なケアを受けたいと望んでおります。

今日、私たちは、仏教のホスピス（ビハーラという）でチャプレンとしてお働きくださいました谷山先生をお迎えいたしました。谷山先生は東北大学で哲学を、特にインド哲学を勉強なさいまして、その後、大学院でバングラデシュの宗教について研究をなさいまして、二〇〇〇年に博士学位を東北大学で取得されました。その後三年ほど、長岡のビハーラ（仏教ホスピス）でビハーラ僧としてお働きをなさいました。具体的なケースをたくさんご存知なので、私たちにとっては、その具体的なお話を聞きながら、宗教の役割といいますか、あるいはスピリチュアリティとは何かということを、ここで考えさせていただきたい、そんな思いです。谷山先生に御講演いただき、そのあとフロアからご質問をいただき質疑応答の時間を持ちたいと考えています。それでは谷山先生宜しくお願いいたします。

**谷山**　谷山です。よろしくお願いいたします。

## 仏教の「苦」

「仏教における死」という大きなテーマをいただいたのですが、実はいきなり結論のほうを先にしゃべってしまおうと思います。お手元の資料(1)の「仏教における死」というところです。最近は一般的な言葉になってきましたが、仏教ではよく「生老病死」、つまり生まれることも、老いることも、病むことも、死ぬことも、苦であるといいます。が、実は仏教でいう苦というのは「思い通りにならない」という意味なのだそうです。これはインドの原語からするとそうなるのだそうです。ですので、みなさんも昨日（の日本シリーズ）はまさに苦を味わったわけでございます（笑）。一つ面白いのは生まれることも苦なのです。生きることではなくて、生まれることなのです。これは仏教でよく言われる輪廻、これはもともとヒンドゥー教、インド人の考え方ですが、生まれることが思い通りにいかない。というのは輪廻をして生まれ変わってくるわけですが、その生まれ変わってくるときも、思い通りにうまくいかない。できれば金持ちの家に生まれたいのだけれど、なかなかそうもいかない。もしくは生まれること自体が、また苦しい人生を送らなければならない。インド人の考え方としては人間の姿で生きているという状態は決して理想的ではない。できれば天界に生まれたい。せめて人間界に生まれたとしても、なんとか楽に生きていきたいという部分がどうしてもあるのですが、なかなか思い通りにいかない、そういったところがあります。

それと同じレベルで考えて、老いることも病むことも死ぬことも苦である。思い通りにいかない。です

仏教における死

生老病死　生まれることも、老いることも、病むことも、死ぬことも、思い通りにならない

「生死」を生きる
生命、生と死、生死（しょうじ）、いのち

資料(1)　仏教における死

ので、生老病死を並立で考えます。死ぬということを、もともとは特別視しないわけです。輪廻という考え方、生まれ変わるということからすると、死ぬということはただ服を着替えるだけのことであると。今でもインドの方がたはそういうふうに考えます。ところがなかなか私たちはそんなふうに思えない。これはあくまでも理想です。理想的にはこういきたい、こういうふうに達観したいものだなあと思うのですが、なかなかそうもいかないですね。

## 「生死」を生きる

資料のその次に書きました、「生死」を生きる、これは「セイシ」ではなく「ショウジ」と読みます。仏教では特殊な読み方というのがいろいろありまして、私も何だかよくわからないのですが、とにかくいっぱいあるんですよ。「ショウジ」と読んだ場合には、生と死というふうに分けるのではなくて、生も死も同じである、もしくは生きながら死んでいる、死にながら生きている、死を背負いながら生きている、そのような感じで捉えていきます。

これは淀川キリスト教病院の柏木先生が講演の時に話していたことですが、「生命」と「いのち」というのは日本語の語感ではちょっと違うというふうにおっしゃっていました。生命というと何か生まれて死ぬまでの部分というふうに考えてしまいがち。「いのち」という言い方をすると生まれる前

から死んだ後までというところをどうも含んでいる。そのようなお話を聞いたことがありますが、私も同じように考えまして、やはり「ショウジ」という難しい言葉を使うときに、「いのち」というふうにとらえて、生まれる前、死んだ後、本当にあるかどうかはさておき、とりあえずあることにしておく。そういうふうに考えてみると、少し気が楽になるのではないかというふうに思うわけです。

## 「ビハーラ」とは?

ではそのビハーラとは何なのかというところなのですが、要はホスピスです。ところがここに書いてありますように、サンスクリット語のビハーラ（Vihāra）という言葉には「休養の場所」とか「気晴らしをすること」「僧院」「寺院」という意味があります。もともとこれは「お寺」という意味なのです。例えば東大寺だったら東大ビハーラ、法隆寺なら法隆ビハーラ、そんなふうに使っていた言葉でもありますけれども、もともとの言葉の意味からすると、「楽しく過ごす」という意味もあります。お坊さんが修行のために楽しく過ごす場所だから僧院、お寺、そういうことなのです。

何故この言葉を使うのか。この言葉を使い始めたのは田宮仁という私の先生でもあります。講義を受けたわけではないですが、自称弟子みたいな感じですね。仏教ホスピスという言葉でいいのかなとも思いますが、なぜそれがいけないか、使いにくいかといいますと、ホスピスという言葉自体がどうしてもキリスト教文化圏から育ってきた言葉であると。まるで仏教クリスマス（笑）のようななんとも座りの悪い言葉なので、他の言葉にしようかということで、「ビハーラ」を提唱されました。これを提唱したということは、仏教でなければならないというような意味合いよりも、仏教のほうもちゃんとやらなあかんと。とにかく腰が重くてしょうがない、葬式・法事ばかりだと。そういったところに対する批判ということを含めて、ビハーラを提唱したわけです。

ところが、残念ながら今までのところ（二〇〇三年までは）全国に、国内にはビハーラと呼ばれるところはたった一つしかありません。私のおりました新潟にあります長岡西病院だけ。まだひとつしかありません。情けない話です。海外にはその仏教ホスピスというのはいくつかあるらしいのですが、日本には一つしかないという非常に寂しい状態ですね。いかに坊さんがサボっているかということなのですが。私はそこでビハーラ僧という仕事をしていました。要するにチャプレンです。ビハーラという言葉を使った以上、ホスピスではなくてビハーラなので、チャプレンではなくてビハーラ僧ということです。一応英語にするときには chaplain と書いています。Buddhist Monk とか書きながら、chaplain と書いています。そのほうがわかりやすいので。あまり言葉にこだわらないほうがいいと思うのですが。

## フィールドワークの経験

何故私がビハーラ僧という仕事をすることになったかといいますと、まさにこれはご縁としか言いようがありません。私は長岡に行くまでは、仙台におりまして、大学で勉強をしていたわけです。しかもバングラデシュの仏教の研究をしていたんです。フィールドワークをしていたわけですが、何の関係もないだろうと思われるでしょうね、きっと。たぶんそうだと思います。でも、私の中ではこれは一致しています。フィールドワークをするためには、インタビューをしなければなりません。インタビューをするためには、相手の気持ちをひたすら和らげて聞いていかなければなりません。それは実はビハーラ僧の仕事で大変役に立っておりまして、結果的にみれば私の中では繋がるのです。ところが最初は「えっ?」と思う、それはあるかも知れません。

私の場合、仏教福祉学といったことを勉強しようと思っておりまして、仏教と福祉に関わることですが、どうしても学問ということになりますと教理的になってしまって、お経ではこんなふうに書いてあるというような話になってしまいます。それは現代に当てはめることが難しくなるので、そればかりではつまらないと思っていました。そこに、たまたまこのようなチャンスがありまして、現場を体験ができるということもあって、お引き受けした次第です。ですので、そのいわゆるホスピスというところに関しては、興味がなかったわけではないですが、どうしてもここにというような気持ちでもなかったんです。ただ一応ありがたいことに経験だけはありまして、長岡に行く何年も前に、私は父を癌で亡くしております。その時にはその場所にはホスピスがなかったので、普通の病院で亡くなっているわけですが、たまたまそういった経験は活かせるかなというところは、なきにしもあらずといったところがあります。

それと、基本的には私は人前で喋るよりも聞くほうが好きなので、……といいながら、今みなさんの前で喋っておりますが。人前で喋るというのも慣れてくるとだんだん気持ちよくなってくるんですね。非常によくないことだと思います。皆さん学生さんが多いかと思います。いろいろな先生の講義を聞かれているると思いますが、やはり人の話を聞くよりはしゃべるほうが楽しいじゃないですか。それは当たり前のことなんですよね。そういったこともありますので、本当は聞くほうがいいのですが、しゃべるのもだんだん好きになってきてしまうんですね。困ったものです。

## ビハーラ僧の基本姿勢

そこでビハーラ僧の仕事ということになりますが、一応私なりの基本姿勢といいますか、これはもちろんある程度経験をした上での話です。……これを言うのを忘れておりましたが、キリスト教の場合はアメリカなどでちゃんとしたプログラムがあるわけですね。チャプレン養成のプログラムがありますが、日本の仏教界にはありませんでした。今はやっているところもありますけれど、私はそういった研修なしでビハーラ僧になってしまいました。とにかく放り込まれて、どうしていいかわからない状態で仕事をしていました。とんでもない話ですが。その中でとにかくそれまでの小さい体験と、あとは仏教の知識をベースにして、自分なりに考えて、こんなふうにしてきましたということです。

その中で、しばらくたって考えてみますと、やはりこれが大事だというところがありました。仏教では、「慈」「悲」「喜」「捨」という四無量心といいまして、四つの無量の、量ることのできない心、無限の愛情というような感じです。四つの無量の心、際限のない心、そのようなことをお釈迦さんの時代からずっといっているわけですが、その四つというのが慈悲喜捨です。慈悲と喜捨と二つに切ってはいけないですね。慈と悲と喜と捨で、四つなのです。これを自分なりに考えたところによりますと、相手に関わるときに、

こころを友情で満たして（慈）
相手の苦悩に寄り添うように努め（悲）
楽しいときは喜びを共にし（喜）
ありのままの姿を尊ぶ（捨）

このような感じでいこうかなと。とはいっても、それをそのままいつも頭の中に置いていたというよりは、自分がやってきたことでうまくいったケースを考えていくと、やはりこういうことなのだろうなといったところです。

もう一つ大事なのは

あなたも私も同じ「いのち」をいただいている

ということ。ここでも先程申しましたいのちという言葉をあえて使いたいと思っています。いのち、つまり生まれる前から死んだ後までのいのち、なおかつ繋がっているいのちです。私たち普段ばらばらで生きていますけれど、なにか、ああ繋がっているなと思う瞬間がありますよね。「なんで、ここで、こういうときにこのかたに会ってしまうのだろう。ありがたいな」と思うことがありますが、まさにそのいのちとしての、ご縁のあるいのち、そういったかたちのいのちを大切にしたいと。

### スピリチュアルケアと宗教的ケア

もうひとつスピリチュアルケアと宗教的ケア、このへんの一応区別もしておかなくてはと思ったので、簡単に図(1)にしておきました。A、B、Cとありますけれど、私の考えでは、スピリチュアルケアと宗教的ケアは重なっているものととらえております。重なっている部分が、いろいろな宗教の共通点ではないかというふうに思っております。ただどうしても色がでますので、牧師さんが作務衣を着て数珠を持っているとなにか雰囲気がおかしいですし、その反対もやはりおかしい。どうしてもわれわれが人間として物質的にみてしまうところからくる雰囲気というものがありますので、そこはしょうがないといたしましても、その奥のほうにある心というものはきっと同じなのだろうなと思っております。

　このA、B、Cというふうにいたしましたのは、Aというのは宗教的ではないスピリチュアルな部分、「なんだそれは？」と思われるかもしれませんが、世の中には宗教が嫌いな人もいるのです。「冗談じゃない、そんなもの」という人もいらっしゃいます。でもスピリチュアルケアというものは可能なわけで、そういったかたに関する領域というふうに、わかりやすくいうとそんな感じになります。Bというのは、特定の信仰をもたれているかたに関する部分というふうに捉えてください。「私は仏教じゃなければ嫌だ」とか、「私は十字架じゃなきゃだめだ」というかたも、中にはいらっしゃいますので、そういったかたの場合、もしくはそこによってうまく癒されるというかたです。Cといいますのは、その中間というわけではないのですが、その宗教のまさにスピリチュアルな部分といいますか、核心をつくような部分によって癒されるであろうという、そんなような雰囲気で、あまり詳しくはやりませんが、そのような雰囲気でとらえていただければというふうに思います。

　私自身、あまり自分を坊さんだと思っていないところがありまして、……あっ、これも言うのを忘れていましたね。私はお寺の

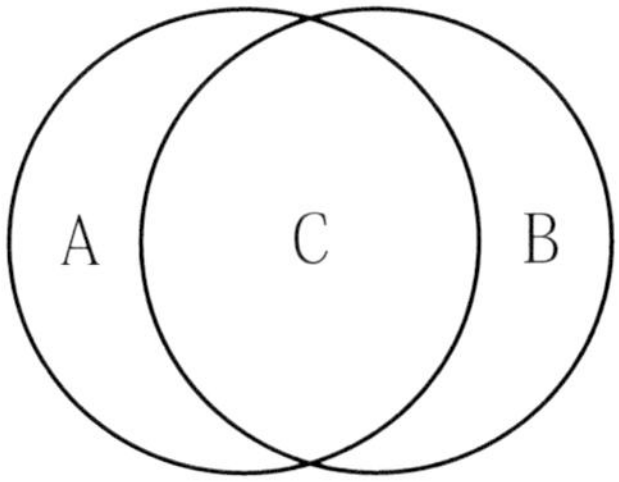


左の円がスピリチュアルケア、
右の円が宗教的ケアの領域を示す。

図(1)　スピリチュアルケアと宗教的ケア

三男坊なのです。真宗大谷派という宗派ですので、髪があるわけです。肉食妻帯おかまいなしという宗派なのですが、仏教徒であることは間違いありません。僧籍は、九歳、数えで一〇歳で取れるというすごい宗派ですが、子どものときに得度していますので、なんとなく普通に僧侶になってしまったわけですね。坊さんというのはこんなものかというところがありますので、非常に俗なわけです。それから、私自身、南方の仏教といいますか、タイとかスリランカとかの仏教が専門で、バングラデシュも実際に見ております。そういったところでは日本とは全然違う、非常に真面目な生活を送っているお坊さんにもいっぱい会っておりますので、そういったところをみますと、私は絶対に坊さんではないなというふうに思ってしまうわけです。それは個人の考え方ですから、さまざまあっていいのですが、私の場合は、あまり自分を坊さんだと思っていない。それこそ自分が坊さんだと思っていれば、普段ずっと衣を着て生活すればいいのです。でも実際そうではないですね。でも仏教徒であることは間違いないだろうと思います。かといって他の宗教を一切否定はいたしません。私が嫌いなのは原理主義だけです。原理主義は嫌いですが、他のものをすべて認めようというような考え方です。

## 仏教的ケアの一例

そういった立場からみまして、図のA、B、C、それぞれの事例があります。例えばBに当てはまる事例を紹介しましょう。どんなのかといいますと、……その前に、ビハーラ病棟には他のいわゆるキリスト教のホスピスと同じようにチャペル、ではない仏堂があります。この会場（図書館ホール）の四分の一ぐらいの広さですが、正面に仏像がありまして、しかも日本のではないですね、ビルマの一七世紀ぐらいの仏像がございます。高さ一メートル五〇ぐらい、ちょっと大きなものですが、そこに椅子がいくつかあって、というような場所です。毎日朝晩お経があがって、月に一回法話会、座禅会というのもそこでします。ベッド数が二七ありましたけれど、参加者は大体ゼロから四割ぐらい、その時によって違います。たまま熱心な人が多いというときもあれば、全然いないというときもあります。もちろん自由参加です。そういった中で、もちろん定時のお参り以外の時間でも、いつでもお参りできます。

ある時、このかたはだいぶお年の女性、おばあちゃんでしたが、このかたが「死にたい、死にたい」というのです。話を聴いていますと、「早くお迎えに来て欲しい」と、そんなことをおっしゃるわけです。どうしようかと思うんですね。私はあまり早く死なないほうがいいというか、死にたいと思って死ぬのはあまりよくないなあと。しょうがないかと思って死ぬというか、これはその時がきたんだと思って死ぬのはいいのですが、早く死にたいから死ぬと、そういうのはたぶん死んでから後困ると思うので、あまり好きではないのです。でもそれは一つの思いですので、そのかたの思いの中で、ではどうすればいいかなと考えました。仏堂があるので、仏さんの前に行ってお参りしようかということにしました。

寝たきりですので、ちょうど他にもお坊さんが何人かいたので手伝っていただいて、ベッドのまま移動して仏堂の仏様の前にベッドのまま横になって、一緒にお経をあげました。大変喜んでいただけました。それからはあまり「死にたい、死にたい」といわなくなったのです。とりあえず自分がもう早く死にたいという思いを誰か、誰でもいいのですが、このかたの場合は仏さん、に伝えれば、それである程度安心といいますか、納得というわけではないでしょうが、なんとなく気持ちがすっきりしたのではないかなというふうに思います。これは典型的な仏教的ケアというようなものだと思います。

それ以外にももちろん毎日朝晩お参りにこられるかたももちろんいらっしゃったわけで、すごいなと思うのです。なんでこんな私が坊主で、この人が在家さんなのかと思うぐらいです。あるおばあちゃんは、もう九〇歳ぐらいのかたでしたけれど、毎日仏さんの前で手をあわせて、「ありがとうございます」と言うんです。すごいでしょう。なかなかいえませんね、こんなこと。私にはとてもいえませんが、本当にそういうかたに会わせていただくだけで、こちらがありがたい、そういうふうに思っていました。まさにそういった毎日朝晩お参りをするような習慣を持っているかたにとっては、お参りできないという状況は大変苦しいことだと思います。どんな場でもいいと思うんですよ。この会場のような壁で、たまには仏画をぶら下げ、たまには十字架にする。そのようなものでいいと思うのですが、そういった場所が病院にあると非常にありがたい。ないというのは本当に辛いものだと思います。

## 聴くことの大切さ

後で、失敗した事例をお話していこうかなと思いますが、その前に、聴くことの大切さについて。先生がたの授業を受けているので、ご存じだと思いますが、とにかく基本は話を聴くということですね。話を聴くというのは本当に大事なことでして、スピリチュアルペイン、苦しみですね。どうしようもないモヤモヤした苦しみですね、「何故私がこんなふうにならなければならないのか」というどうしようもない苦しみ。誰にぶつけていいかわからない苦しみ。たぶん誰かにぶつけようとすれば、超越者にぶつけるのだと思いますが、この苦しみに対してどうすればいいのか。もちろんその人がひとりでやってしまうこともあるでしょう。そうではなくて、他に誰かが傍にいたほうが何かと都合がいいということもあります。スピリチュアルケアのほうにいく場合もあれば、宗教的ケアのほうにいく場合もあるし、社会的ケアというのもありますし、日本ではたぶんやってはいけないことになっていますが、身体的ケアという方法もないこともない。つまり眠ってもらうということですが、そういうこともあるわけです。いろいろな方法が考えられるわけです。

ところが、その人自身がどうしていいかわからない状況なので、まずは話を聴かないことには始まらないわけですね。どういう方向にいくかはわからないけれど、とりあえず話を聴く。この人は何が苦しいのか、どうしたらいいのかというところまでは、まず話を聴かないことには始まらない。ですから、とにかく話を聴くということをまず考えるわけです。それこそ、毎日お参りにきて、お参りすればいいんだと思っている人はいいんです。ところがそういった方法も知らない、本当にどうしたらいいのかわからない、そういったかたには、聴くということしかないですね。

## 失敗した事例

話を聴くということは、一応自分なりに勉強して頭ではわかってはいたのですが、失敗したこともあります。ここで素晴らしい失敗例を紹介しようと思います。何が素晴らしいのかわかりませんね。ある成功が失敗を生んだという話です。その失敗が次の成功につながって勉強になったので、私にとってありがたかったという意味です。

あるとき、これはまずうまくいったほうですが（うまくいったという言い方も変ですが）、このかたもだいぶ高齢のかたでした。長岡のビハーラに入院されていたかたは高齢者が多かったのですが、このかたも九〇歳近かったと思います。若干痴呆があったらしいです。いろいろな会合とか仕事の関係で、全国いろいろなところに旅行に行っていたらしいのです。私は生まれが金沢なのですが、金沢のちょっと南の方にいきますと、ハニベ岩窟院という、(みなさんは知らないと思いますが)地獄をモチーフした洞窟があるのです。そのかたもここにいったことがあるらしい。

私が「生まれは金沢ですよ」と言ったら、その地獄のことを思い出しちゃったんですよ。困ってしまいましたね。私が行くたびに「怖い、怖い。地獄に行くのが怖い」。私が怖いという意味ではなくて、地獄に行くのが怖いという意味ですからね。「地獄に行くのは怖い、怖い、怖い」。いつも言うのです。もうひたすら聴くしかないなと思いました。だんだん聴いていると話が変わってくるのです。「地獄に行くのは怖い。あんなもの作っちゃいかん」という。その洞窟のことです。「あんなもの作っちゃいかん」と。あれ、何だかいい方向にいったなと思いました。「あんなもの作っちゃいかん。あんなものあるわけない」と言ったのです。願望としてでしょうが、「地獄なんてあるわけない」と言ってくれたのです。これはラッキーだと思いましたね。それで私のほうも話を合わせて、「そうそう、あんなものあるわけない。地獄なんてあるわけないよ。あなたもちゃんとなくなるときに、ご両親と仏様が迎えにきてくれるから大丈夫だ」と、そういう話をしましたら、「そうそう、ありがたいねぇ」、そのようなことを言ってくれました。でも次の日行ったらまた同じことの繰り返しだったのですが、何回か行っているうちにあまり地獄の話が出なくなりました。私も金沢ということを一切言わないことにして、北海道ということにしました。出身地を変えまして北海道ということにして、そのせいかどうかわかりませんが、そういった話が出なくなりました。

地獄はないという話があったわけで、つまり私の頭の中では、怖い部分を否定して、いい部分だけを持ってくればいいのだ、そういう頭ができてしまったのです。極めて危険なことです。

で、失敗例はその次なのです。その二、三週間ぐらい後のことですが、かなり若いかたでした。三〇歳ぐらいの女性でしたが、このかたにお会いした時にはもうだいぶん終りが近かったので、それと、気管切開をしていたので、口ではしゃべれないという状態でした。ところがこのかたのところに行って、いつもお母さんが一緒にいてくれたのですが、お母さん曰く、「この子、あの世に行くのが怖いといっているんです。どうも亡くなったおじいちゃんが出てくるみたい」。出てくるというのもなんですが、おじいちゃんが迎えにくるのが怖いといっている。このおじいちゃんが、実際に出てくるかどうかは別としまして、「おじいちゃんが出てくるのが怖い」といっている。ただしもうこのかたはほとんど口が利けない状態だったわけです。そこでどうしたか。いけないことをしてしまったのです。他の事例を勝手に当てはめてしまうという最悪のことをしてしまいました。このかたの苦しみを代弁すればよかったのですが、代弁することもせず、私は「おじいちゃんには可愛がってもらったのでしょう？　その大好きなおじいちゃんが迎えにくるのだから、怖くないよ」と言ってしまいました。また翌日行ったら、もう来なくていいよという感じでした。非常にひどいことをしてしまいました。

大失敗といいますか、私は本当に聴くということが大事なんだなということを教えていただきました。やはりですね、その聴くということも大変だと思います。皆さんはもうすでに三〇分ぐらい私の話を聞いているわけですが、大変ですよね。大変なんですよ。大体聴かなきゃという時に限って、後ろのほうで仕事が待っていたりするのです。よくあることなんですよ、それは。なかなか集中して聴こうというふうにいかないところを、すべて他のものを全部取り払って聴くと。とにかく目の前にいる人に集中して、本当にこの人をどうしたらいいのかなということを考えながら、といいますか、どちらかといいますと、何も考えないで、自分の心を真っ白にして聴くというのが大事かなというふうに思いました。

## 話してくれなかった事例

図のCに当てはまると思います橋本さん（仮名）の話ですが、このかたの場合は、何もしゃべってくれないという例なのです。これもかなり困ったほうなのですが、ただ事例としては非常に興味深いものがあります。このかたは七〇代の男性のかたで、奥さんがずっと付き添っていました。ある日ドクターから、「橋本さんが僧侶の話を聞きたいといっているので、行ってください」という依頼を受けました。

聴くということはもちろん心がけていったわけですが、橋本さんのところに座って、一言二言かわしてから、橋本さんが、「心が苦しいんです」とおっしゃる。私は「どういうふうに辛いんですか」と聞きました。話して欲しかったわけです、私は。ところが、橋本さんは話してくれない。「精神的な辛さを無くすにはどうすればいいのですか」と、また尋ねられるのです。困ったなと思いました。

困ったなと思ったとき、時々ぱっと思い浮かぶことがあるのです。インスピレーションですね。運がいいといいますか、誰が教えてくれるのかわかりませんが、そういうことがたまにあるのです。たまたまその時、「諦める」という漢字が思い浮かびました。漢字の「諦める」という字は、もともとはネガティブな意味ではなくて、「明らかにする」という意味なのです。

たまたまその字が浮かんだので、橋本さんに、「諦めることです、諦めるというのは、明らかに見るということです」といいました。喋ってくれないので、私のほうも「たぶんこの人は自分で何とかしたいんだな、人に話をしないで自分の心の中で解決したいんだな」と思いました。とりあえず指針だけでも、方向性だけでも与えてみようかなという勝手な思いもありまして、このように言いました。「橋本さんの苦しみが何なのか私にはわかりませんけれど、橋本さんの心の中にある苦しみをよく観察してください。その嫌なものが向こうのほうに岩のようになっていると思ってください。それを見るのは辛いでしょうが、遠くから見たりチラッと見たりしてもかまいませんので、慣れてきたらゆっくりと近づいていって。途中で休んでもかまいません、近くまでいったら裏の方までよく見てください。せっかく乗り越えたと思ったら後ろに川が流れていたということがないように」。こういうふうに言いまして、「できればいやなものを口から出しながら味わってください」。つまり喋ってくれとうながしたのですが、でも言ってくれないですね。これはもう本人にまかせようということで、この件に関しては一切触れずにこの後もお付き合いしました。

数週間してから、橋本さんが「悟った」と言ったのです。びっくりしましたね。悟ったという言葉がありましたが、どうやって悟ったのかはわかりません。このかたしか知らないことです。もちろん他の家族、スタッフの支えがあったということはもちろんのことなのですが、どうもこのかたの場合には、自分で考えていったということのようです。

このケースが私の印象に強く残っているのは、実はこの後日談があります。病棟では特定の患者さんについてどうすればよいかという方針を話し合うミーティング（カンファレンス）があるわけですが、その中で、こんなことがありましたと話をしました。そうしたら非常勤できているドクターと、あと他の何人かのナースが驚きの反応を示したのです。どういうことかと考えてみますと、つまり「苦しんでいる人に対してさらに苦しませる、つまり自分で考えなさいよということでさらに苦しめる、そんなことがありえるのか、あっていいのか」。そんなような反応だったのです。私としては非常に意外でした。これもひとつの方法だと思っていたのですが、受け入れられないというかたもいたのです。逆に、これは面白いケースなのだとそこで気が付きました。私としては、これはアリだと思います。たぶん多くのかたはそういった経験をされています。特に宗教者のかたはこういったことは多いのではないかと思います。自分の中で解決していくという。なかなか人に話せないところがありますので、自分の中で解決していくということは、往々にしてあることだと思うのですが、それがどうも納得いかないというかたも中にはいらっしゃるみたいですね。

## 「生死を生きる」事例

さて、もうひとつのケースです。図のAに当てはまると思います。これは、私がビハーラを退職する二カ月ぐらい前のケースです。このかたのケースはまさに先程申しました生死を生きると、生きながら死ぬとか、死を背負いながら生きると、そういったケースにぴったりくる、今の私にとって都合のいいケースだったわけですが。このかた、田中さんということにしておきますが、田中さんは無神論者だったのです。最初に入院したときに看護師さんが、「朝夕お参りがあるのでいってみませんか」と誘ったのですが、「俺には必要ない、俺は無神論者だ」と言ったそうです。私は普段作務衣で仕事をしていたわけですが、僧侶が目の前にいくこと自体は拒否されないというかただったのです。田中さんとは宗教一切抜きで関わるということはたびたびありました。一人暮らしだったのですが、一緒に自宅に荷物を取りにいったりとか。よくいったのはおやつといいますか、病院の食事では満足できないので、しょっぱいものが欲しいということでおつまみを買いにいったりとか。そういったふうに普通の一人の人間として田中さんと関わっていました。

さて、亡くなる二ヵ月ぐらい前のことですが、田中さんが「墓が気になる」とおっしゃった。お墓のある菩提寺は、たまたまビハーラにボランティアに来ているお坊さんのいるお寺だったのですが、墓が気になるということで、担当の看護師さんと私が連れ添って、住職にも手伝ってもらって、墓参りをしてきました。無神論者といってもやはりこのへんは気になるのかなと思いながら、それでもそんなこれ以上深くはないだろうなとは思っていたのです。

ところが亡くなる二週間前、後から計算すれば二週間前ということですが、看護師さんから、「谷山さんちょっと来て、田中さんがお参りをしたいんだって、法話を聞きたいんだって、ちょっといってくれる？」といわれました。私は驚きました。「まさか田中さんが？」と思ったのです。行きましたら、「もうだめだ、迷いがある」、とおっしゃるのです。「何に迷いがあるんですか」と聞きましたら、「死だ」とおっしゃいました。死について迷いがあるということだったのです。さっそくその日から仏堂でのお参りに参加するようになりました。その五日後には、お墓参りにいったお寺の住職にも来てもらいました。

さらに四日後ですから亡くなる五日前のことです。朝の申し送りを聞きますと、田中さんが、「死にたくないけれどこの苦しみから逃れるのは死ぬしかないのか」というふうに友人に手紙を書いたという。早速病室を訪れまして、たまたま担当の看護師さんも一緒にいたので、お腹をさすりながら一緒にいました。もう終りが近いので声が出にくいということもあったので、周りにペンや紙がいっぱい置いてありました。

田中さんが書くジェスチャーをしたので紙とペンを渡すと、「おれはどうなる」と書いたのです。看護師さんは困ってしまって、「分かっているけれど言えないわ」という顔をしました。

これはよくあることですよ。本当はもう言ってしまっていいと思うのです。ただ職業的な何というかカテゴリーがあって、こういう話はドクターじゃなきゃだめだみたいな、そんなところがどうもあるようで、そういうところは非常に気に入らないのですが、「もういいや、私が言ってしまおう」と思いまして、「もう長くないよ」と言いました。もう明らかに長くないのは素人の目にもはっきりわかるのです。絶対に長くないのは分かりきっているので、しかもその前から死だ何だと言っているわけなので、もう構わないと思いまして、私のほうから言いました。「もう長くないよ」と。ここでまた余計なことを言うのですが、「(亡くなった) 奥さんが迎えにきてくれて、いいところに連れていってくれる。必ずいいところにいけるよ」といいました。そうしたら田中さんは、「お願いします」と言ってくれたので、固く握手を交わしました。部屋を出る時には合掌して退出して、私としても是非奥さんに迎えに来てほしいと思ったので、仏堂に行ってお経をあげておりました。これは、この部分私にとってもスピリチュアルケアでもあるのです。私にとっても、この田中さんのやりきれない思いをどうしようかと思って、仏さんに頼むといったところがありました。

さらに二日後、亡くなる三日前のことでした。たまたま娘さんが来ていました。その娘さんは遠いところに住んでいたので、なかなか来られなかったのですが。そこで田中さんがノートに「死ぬ、りんじゅう(臨終)」と書くのです。そこはわかるのですが、だからどうして欲しいのかという部分がわからないのです。何回も「りんじゅう」「りんじゅう」と書くのです。どうしていいのかわからない。それはお互いにもうすぐ亡くなるというのはわかっているのだけれど、今この場でどうすればいいのかわからない。なかなか分からなかったのですが、ようやく田中さんが、娘さんの名前を書いて、「さようなら」と書いたのです。娘さんは、なかなか死に向き合えないという部分もあったのだと思いますが、「もう帰っていいの？」と言っちゃったんですね。さすがに私もでしゃばりまして、娘さんに「今日のうちにお別れをしたいんですよ」と言いました。田中さんは、たぶんコミュニケーションができるうちにお別れを言っておきたいのだろうと。田中さんは、その後も「さようなら」「さようなら」と書くばかりでした。また、私はでしゃばって、「他にいうことは無いの、親として娘さんに伝える事はないの？」と促しました。田中さんは娘さんに対して「今まで、ありがとう」と口でいってくれました。ようやく感謝を述べてくれたのです。私はこれを期待していたのです。非常にでしゃばりだと思いますが、これもいいだろうと思ってやっていました。ようやく感謝の言葉がでてくれたので、娘さんも涙を流しながら、「私、お父さんの子どもでよかった、ありがとう」と。素晴らしい瞬間に出会うことができました。

同じ日の午後のことですが、看護師さんから、「田中さんが死ぬまでのプロセスを教えて欲しいんだって」といわれましたので、私は訪室してお話をしました。どんな話をしたかといいますと、このかたはもともとは無神論者だということもありますので、あまり仏教的ではないほうがいいというふうに勝手に判断しまして、しかもこのかたのお墓が曹洞宗のお寺にある。曹洞宗はあまり死んだあとの話をしないのです。なので、ここは臨死体験を参考にして、そういった本の話をしました。つまり、「亡くなったときに、光の中、向こうのほうに光が見えるので、そっちのほうに行って、そうすると奥さんが迎えにきてくれるから、いっしょに行きなさいよ」と。そのような話をしました。

そんな話をしている中で、田中さんが、食事をもう一ヵ月前からわざと減らしているということが判明しました。たまたまそこに娘さんがいたのですが、坊さんを呼ぶの呼ばないという話よりもだいぶ前のうちに、食事量を減らしていた。つまり早く死のうと思っていたということがわかったのです。これはまずいなと思いまして、また余計なことをいいました。「厳しいことをいうけれど、そんなことをすると死んでから奥さんに怒られるよ。せっかく娑婆に生まれてきたのだから、娘さんが用意したメロンを食べていったら。それも愛情ってもんだよ」。そういうふうに言いました。そうすると田中さんも納得してくれたようで、メロンを一口食べてくれました。これは私の勝手な思いですが、死のう、早く死にたい、今生きているのが嫌だから早く死にたいと思って死ぬと、たぶんろくなことがないだろうというふうに思います。これはある意味本心で言っています。きっとそんなことをしたら奥さんに怒られると思いましたので、そのまま伝えたわけです。

さらに翌日、亡くなる二日前のことですが、私は田中さんからご褒美をいただきました。素晴らしいご褒美です。「満願成就」といってくれたのです。ありがたかったですね。満願成就。もう全部やりました。もう十分満足ですと。私は本当に嬉しかったです。田中さんはこの二日後に亡くなりました。

## あの世とこの世

なかなかこんなケースに出会うことはないわけですが、まさにその、死んでいくことについて、……私はこういうふうに考えます。死んでいくためにはきっと死んだ後の世界、天国でも浄土でもなんでもいいのですが、死んだ後の世界があったほうがいいと私は思っています。きっとその亡くなっていくかたの気休めかも知れません。信仰でもいいけど。どちらでもいいのですが、ひとつの安心になるだろうというふうに思っております。ですので、私はどちらかというと積極的にあの世の話をするほうです。あの世というよりはお迎えの話をします。

田中さんとは別のケースですが、なんとなく言ってもいいかなと思ったことがあります。「もう私はいつ死んでもいいんだ」みたいなことを言うおばあちゃんに、「あなた誰に迎えにきてほしい？　おじいちゃんがいいか？」と聞きました。すると「いや、おじいさんはいい」と。あまりこういうときは男性は人気がないですね。だいたいおかあさんとか奥さんは人気あるのですが、ダンナは一番人気がないですね(笑)。とにかくお迎えという話は比較的受け入れがいいみたいです。経験的にですよ。もちろんそうではないかたもいらっしゃいますから、ちゃんと相手によって考えなければならないのですが。ただ、お迎えということを考える、つまりあの世のことを積極的に考えすぎると、今度はもういつ死んでもいいというのを、ある意味消極的になってしまって、「もういいや、今すぐ死にたい」「あの世があるのだったら今死んでもいいじゃないか」というふうに考えてしまいますよね。それはまずいと思うのです。ある意味バランスの問題だと思いますが、あの世があるのはいいのです。あの世にいきたいと思うのは、それはそれでいいのです。が、それはある意味ロマンティックな思いであって、やはりそれよりも今をしっかり生きるということのほうが大事だろうというふうに思います。そういうふうな考え方からしても、この今の田中さんのケースというのは非常に勉強になりました。私自身があの世についてなんだかんだいうと。あまり言い過ぎるとまずいんだなと。そうではなくて、今をしっかり生きると。あの世については、ある程度のところにしておいて、やはり今をしっかり生きるということが大事だということを教えていただきました。

まだ時間があるので、もう一つ思い出したケースをお話ししようと思います（正確に思い出せるかどうかわかりませんが）。このかたは私がビハーラで関わった一番最後のケースになります。名前は何にしましょうかね。橋本さん、田中さんときたので、鈴木さんでいいですか。鈴木さんにします。この女性のかたは、確かお年が七〇歳代だったと思います。このかたは、そんなに仏教に関心があったわけではないです。私もたまに会うことはありましたけれど、挨拶を交わす程度で、そのかたがお参りにくるということもありませんでした。そんな感じだったのですが、たまたまちょっと部屋にいって、たまたま話がはずんだのです。そんな中で、お金の話になったのです。鈴木さんがこう言いました。「仕事をしている頃に、友達にお金を貸したんだけれど、私はお金を貸したらもう戻ってこないものだと思っているんだけれど、でも考えちゃうのよね。そんなものですよね。人間って」。それに対して私は（こういった場合は傾聴というよりは、会話としてやりますので）、「そうそう、お金もいのちも同じだよ。自分のものだと思うから苦しくなる」と。自分のものじゃないと思えば、手放しても辛くないからと。そこまでは言いませんが、そんなようなことを言ったのです。そうすると、「あんたいいことを言うね」といわれるのです。だんだんお互いに話が盛り上がってくるんです。

その次にこのかたがおっしゃったのは、「癌が二つある。腫瘍が二つある」という話をしていて、「嫌なものだと思ってしまう」と。それに対して私は、「確かに嫌だろうけれど、もうちょっと可愛がってあげたら、せっかく中にいるんだから」と。私自身、苦しみというものは決して悪いだけのものではない。必要悪か、もう少しましなものかなというふうに思っています。といいますのは、私たちの普段の生活というか、今までの人生を振り返ってみると、いろいろな辛い思いをしているからこそ、自分が成長しているということがたくさんあるはずなのです。そういうふうに考えてみますと、辛いことというのは別に悪いことばかりではないと。やはりいい部分、そこから学ぶ部分もいっぱいあるのだというふうに考えています。

鈴木さんは、「苦しいのは嫌だね」と。それに対して私は、「確かに辛い、痛いのはいやだけれど、でも悪いことばかりじゃないよ。私の叔父も坊さんなんだけど、こんなことをいう。『反対する人は菩薩だよ』って」。菩薩というのはキリスト教で言えば、聖者みたいなものでしょうか、反対する人はその人のためを思って、何らかの役割をもって反対してくれるのだ、そんなような意味合いですが、「反対する人は菩薩だよ」といったのです。そうしたらその鈴木さんは、「ああ、そう、いいことを教えていただきました」、というふうにおっしゃったのです。相手に対して反対のことをいうというのは、これはセオリーではないですが、鈴木さんのケースでは、傾聴ではなくてスピリチュアルな会話だと思ってやっていましたので、ただ単に話が盛り上がって、どうもこのかたとは縁があるなと思ったので、私はこういうふうな生意気なことをいっていたのです。

## インスピレーション

どうも、いくつかのいろいろな事例をみてみますと、これはもう私自身のある意味で宗教的な考えだと思いますが、スピリチュアルという言い方をしてもいいと思います。何か一生懸命考えたとき、このかたにとってどうすればいいのか一生懸命考えたとき、それから非常にやり取りがうまくいっているとき、縁があるなと思えるようなときには、何かいい言葉が上から降りてくるのです。インスピレーションということで。誰がくれるか知りません。わたし的には仏さんでいいのです。仏教なので。別に他の何でもいいのです。超越者からでもなんでもいいのですが、どうもそういった時には降りてくる、インスピレーションを得られるときがあるんですね。そういったとき私は話します。これはいいんだな。これは大体私の言葉ではないと思うので、言います。

そうじゃない場合、単純に私がどうしようかなと思って頭で考えていたときに吐く言葉というのは、大体は毒なのです。汚いものをはきます。相手にとっては何の関係もないというか、相手が望んでもいないようなことを口走ることがありました。だから自分の頭の中でこれを言おうか言わないか迷いました。もっとひどいのは、その場をたまたまうまく治めるために取り繕うような言葉ってありますよね。それは最悪ですね。ひどい毒です。そういった言葉、つまり自分の中で考えた、私の肉体として考えた言葉は毒なので、はかないことにしています。やばいなと思ったら飲み込んで、これは言ってはいけない言葉だなと思って飲み込むようにしていました。

話したときには、こういったことは話せるなというのは、ある意味もう勝手にしゃべっていることのほうが多いですね。私は何を言っているのだろうというような形で喋っていることがあります。もしくは、ちゃんと、これはまさに降りてきたというか、ひらめいて、インスピレーションとしてたまたまいただいて、チャンスを待っているということもあります。そのあたり自分の中でしか整理ができないものなのですが、私の場合にはそういうふうに自分の勝手な思いで出てくる言葉は毒なので、はかない。向こうさんからくるものはいいというようなことをしております。

これも途中から気づいたことなのですが、何故こんなふうに思うようになったかといいますと、別に霊的な体験ではなくて、あるときに一緒にいるドクターから、「谷山さんあの時いいこと言ったね」といわれたのです。何か言ったらしいのですが、言った記憶がないのです。ある患者さんとの話し合いの中で、ドクターとナースと私と、家族のかたが何人かいて、私が何か言ったらしいのです。いいことを言ったねといわれたのです。「何か言いました、私？」と。全く記憶がなかったのです。どうもこれは単純に痴呆症が始まったのではなくて、何かまさにスピリチュアルな体験なのではないかと、私は勝手に思ったのです。ですから、そういったことがあって、いくつかの経験を踏んでの上ですが、どうやらこういうときは私の宗教観の中ではこれは言おう、これはやめようというような、なんと言いますか自分なりの判断基準というのが勝手にできてしまったわけです。これが正しいのかどうか私は知りませんけれど、私の中ではそうということにしてあります。

## 自分のために

だいぶ時間が迫ってきましたが、大体こんな感じで、言いたいことは言ったと思うのですが、やはりこの自分自身にとっての経験なんですね。この亡くなっていったかたにとってはどうだったのかは、よくわからないのです。たまたま最後の二つの、田中さんと鈴木さんのケースは、非常にありがたいという言葉、私はご褒美をいただいたわけですが、そうではないケースがいっぱいあります。ですので、本当に死んでから、その方がたに会ってみないと、私の行動がそれでよかったのかどうか、全くわかりません。ですので、それが正しかったのかどうかもわかりません。けれどもただこれだけはいえるのは、私にとってものすごく勉強になりました。ある意味でスピリチュアルなものに出会わせていただいたといいますか、どちらかというと、そのビハーラにいた長岡にいた三年間に、むしろ信仰というものがでてきたという気がします。

もともと私は、先程申しましたように、自分は坊さんだとは思っていなかった。一応仏教徒であるけれど、坊さんだとはあまり自覚していなかったわけです。どちらかというと、信仰といいますと、例えば具体的に申しますと、毎日やっている朝晩のお経をあげていたわけですが、私は単にルーティンとしてやっていたわけです。正直な話、そうだったんです。朝晩この時間にお経をあげるのだからやるという感じだったのです。ところがだんだんやっているうちに、お経をあげたいなと思うようになったのです。非常に私にとっても変化、成長なのかわかりませんが、そうなったのです。それ以外のさまざまなことに関してみましても、例えば先程申しました苦しみというものはどういうことなのかということについても、それは仕事上勉強しなければということもあったのですが、さまざまな経験の中で、むしろ私にとっていい経験であったというふうに言えるような気がします。多少時間が足りませんが、このあたりで一旦しめさせていただきます。

＊　＊　＊　＊　＊　＊　＊

**司会**　大変ありがとうございました。この後は少し皆さんのほうからご質問いただきながら、先生の今お話くださったことを深めたいと思います。御質問をしていただき、谷山先生のお考えを引き出していただきたいと思います。どうぞご自由に手をあげていただいて、ご質問いただきたいと思います。

――二つうかがいたいことがあります。一つは長岡西病院ビハーラの普段の働きというのはどういうことかです。つまり病院全体として普段ビハーラで過ごしている方にどういったことをされているのか。先程お参りのことが若干出てきたのですが、どういった仕方でされているのかということが、ひとつ。また個々の患者さんにはどのような対応の仕方といいますか、ルーティンとしての対応というのは、どういうことをする役割になっているのかということをうかがいたいと思います。また、どういったかたがそこで過ごされているのかですね。これが一つ目なのですが、二つ目は、日本人の大半は何らかの仕方で仏教徒だと思っていると思うのです。にもかかわらず、キリスト教的なホスピスではなくて、仏教的なビハーラというスタイルがホスピスとして、なかなか広まらないのかということについて、もしその原因について何かお考えがあったらうかがわせていただきたいと思うのですが。

**谷山**　最初に言うべきことを、私はよく忘れるんですよね。（一つ目の）普段の仕事はどんなことをしているのかということなのですが、朝まずお参りで始まります。そこにはスタッフも参加しています。患者さんは来たいかた、家族のかたも来たいかたがこられます。他の病棟からくることもあります。その後朝の申し送り、看護師さんと一緒にナースステーションで申し送りを聞いて、その後、大体午前中一〇時から一二時ぐらいまでの間、患者さんの部屋をまわります。それは勝手に行きます。もちろん中には来ないで欲しいという人もいますので、そこは避けて、一通りぐるっと回ります。途中捕まってずっといたり、いなかったりということですね。午後になって、たまに食事介助を手伝ったりということもしていましたが、午後になって、同じように部屋を回ったり、とはいっても大体昼は昼寝をしている人が多いので、あまり仕事にならないですが、うろうろします。二時半か三時頃にお茶の時間があるので、そこにいけるときには行っています。四時にまたお経があるので、おつとめをして、五時に終わるという、そんな感じです。

その中で、普段の流れとしてはそんな感じですが、大体週に一回ぐらい患者さんと一緒に車でドライブにいくことが多かったです。二〇〇万円も寄付してくれたかたがいらっしゃいまして、それで車を買ってもらいました。病棟専用の車になったので、それでよく出かけました。それ以外にも必要に応じて仕事をしていました。

もうひとつ大事な仕事がありまして、お別れ会というのがあります。患者さんが亡くなった後に、お経をあげるのです。大体普通の病院の場合、亡くなってから退院するまでどのくらいかちょっとわかりませんが、それよりもかなり長い時間いらっしゃいます。亡くなってしばらく二、三〇分、家族が落ち着かれるのを待って、お風呂にはいってもらっていました。寝たままはいれるお風呂があるので、そこに亡くなったかたにおふろに入ってもらって、それは家族といっしょにするのですが、その後仏堂にいってお経をあげます。もちろん拒否されるかたも中にはいらっしゃいますが、そういったことをしていました。亡くなってから病院を出るまで、短くても二時間ぐらいはありましたね。そのお別れ会に必ずお坊さんがいなくてはならないので、夜中でも呼ばれるというようなことでした。

あとは、カンファレンスなどにも出ますし、それ以外にも、行事の準備、様々な季節の行事がありまして、その準備とか、そういったこともしていました。

それから患者さんがどのような背景かということですが、宗教的な背景は一切問いませんし、ビハーラだから（仏教だから）来たいというかたはめったにいません。年に一人か二人です。といいますのは、第一に選択肢がないのです。今現在全国にホスピスといわれるところは一二〇ヵ所ぐらいですか。ですけれども、大体その県庁所在地とか地方都市に一、二ヵ所ぐらいしかないですね。長岡の場合にも入院できる範囲にはうちしかなかった。他にキリスト教があって、無宗教のがあってというなら選択できますが、そんな選択肢がないわけなので、いろいろなかたがいらっしゃいました。高齢者が多かったです。

それから（二つ目の）ビハーラが広まらない理由、これは簡単に申しますと、教団にやる気がないということだと思います。こういったことをしたいという動きは草の根ではありますが、だからお金がない、できない。宗派としても本気でやろうという宗派は極めて珍しく、本山にいけばものすごい金額があって、開祖の何百回忌というときには何十億円というお金をかけているのに、それで病院を作ったらどうかと思うのですが、そんなこと全然しないのです。そういったところは非常に大きいなと思います。長岡西病院の場合も実はまさに草の根で作ったようなものでして、そのビハーラを提唱した田宮仁の兄の病院なのです。だからできたのです。もちろんお金もかなり集めました。お坊さんを中心に一億円ぐらい募金を集めたらしいのですが、それでも全然足りないわけですが、宗派というか本山とかそういったところからはほとんど寄付という程度でしか出ていません。そんなところは非常に大きいと思います。そんな感じでよろしいでしょうか。

――ケアの現場の話がいくつか出てまいりましたけれど、亡くなるかたにお迎えがくるということでよくお話をされるし、それが非常に効果がある。その場合、大体近親者のかたがお迎えにくる、あるいはそこにいけるというふうなことをお話されるということなのですが、仏教法的にいうと、例えば仏さまの世界ですから、仏さまが迎えにくるというのと、たぶんいっしょに話されるのでしょうけれども、日本人の場合仏教といっても仏さんというのが、仏教の仏さんであると同時にご先祖様であったり、そのあたりの仏教のケアとして説いているのか、むしろ日本人の心情に受け入れられやすいようなスタイルで説くということで、近親者というふうにお話されるのか、そのあたりのところいかがでしょうか。

**谷山**　ありがとうございます。非常にありがたい質問なのですが、実は私の場合、日本人として受け入れやすいからというところで近親者をだしているというところが非常に強いです。また、あまり自分から仏教を出すのは決していいことばかりではないと思っていますので。それで、実はこれはお迎えの研究ではなくて、臨死体験の研究なのですが、京都大学のカール・ベッカー先生の書いたところによりますと、臨死体験には、たしか二〇世紀以降になると、そういった仏とかは出てこないというのです。昔は仏さんなり、菩薩、観音さんとか阿弥陀さんとか弥勒さんとか出てきたらしいのですが、臨死体験の中でも出てこなくなったという研究がありまして、確かにそうだなと。患者さんの中にも臨死体験ではなくて、お迎えがきたということをおっしゃったかたがいるのですが、その場合にもせいぜい出てきて村の住職、もう亡くなった村の住職ぐらいで、おじいちゃんとかはありましたが、近親者ですね、やはり。件数が少ないですが、おじいちゃんがでてきたり、うさぎとか、あまり関係ないのですが、赤ちゃんがでてきたり、それは単なる幻覚かも知れませんが、そういったものを一応含めても、そういった仏とか菩薩がでてきたということはあまり聞かないですね。

――今お話の中でインスピレーションということをおっしゃいましたし、それからご経験の中で先生ご自身が信仰を深められたということをおっしゃいましたけれど、ではそのスピリチュアルケアを担当するものを、教育していこうとか養っていこうというときに、どういう資質が必要で、どういうふうな資質を養うための訓練が可能だというふうにお考えでしょうか。ある意味でお話をうかがって、先生だからできたことであると思うのです。例えばもしこれを、スピリチュアルケアを広めていこうということになると、その人が持っているギフトというかタレントを超えたところで少し考えていきたいなと思っているのですが、お考えをお聞かせください。

**谷山**　これはある意味私にとっての、これからの課題なのですが、……そうですね、最初の時点でビハーラにいたころに、大変ビハーラ僧に興味があるという学生の僧侶の方がたとかいらっしゃいました。そういった非常に狭いところでみていたかぎりにおいて、まず最低限の条件としては自分の信仰を客観視できるということ。原理主義的では非常にまずいということ。やはり押しが強くないほうがいいというのがありますね。基本的なところだと思いますけれども。

資質といいますか、そういうところになると、なかなか申しあげにくいわけですし、私もそんなにたくさん人をみているわけではありませんけれど、やはりそのスピリチュアルなものを認められるかどうかというところは大きいと思います。少なくとも「生まれる前か死んだ後ぐらい何かあるのではないか」ぐらいはしっかりと認めてもらわなければ、始まらないだろうと思います。といいますのは、まさに死んだら終わり、いのちというのは生まれて死んだら終わりと思われてしまうと、きっとケアは成り立たない、スピリチュアルケアは成り立たないと思いますので。やはり少なくともそれは必要なことだろうと思います。もう少し深いところは、私はまだなんともいえません。すみません。

——今お話をうかがいましたところ、先生が確かお生まれになった背景が真宗大谷派というお話で、現在、勤務されているのは四天王寺国際仏教大学ということですが。四天王寺国際仏教大学はどの宗派の背景で設立されているのでしょうか。

**谷山**　和宗といいます。四天王寺は天台系の（実質的に）単立の寺院です。

——その場合、ビハーラは、宗派的な立場としては、仏教という大枠で超宗派ということなのか、特定の宗派が母体として運営しているのか教えてください。また先生自身は、生まれた背景の宗派の信仰から主張なさっているのか、あるいは現在勤務されている宗派の立場から話されているのでしょうか。

**谷山**　申し訳ありません。最初に言わなければならないことを、またしても忘れておりました。ビハーラの動きというのは、実際に日本にはいろいろな動きがあるのですが、長岡西病院のビハーラの場合には超宗派、宗派関係なしといったのがスタンスです。ですので、私自身も確かに真宗大谷派の寺の生まれで、その影響は確かにありますけれども、勉強したところは極めて古いところの仏教ですので、実際のところあまり真宗についての知識は殆どないに等しいのです。そういったところもあって、私はまさに超宗派的にやっております。

仏教といった場合いろいろなものがあるわけですが、宗派色をだすというのは、私は決して正しい方向性ではないと思っています。宗派性をだすべきは、その利用してくれるかたが特定の宗派の信者さんである場合、「私はどうしても念仏じゃなくてはだめです」というかた、「私はどうしてもこれでなくてはだめです」というかたの場合には、その宗派色を出すということは必要なことだと思います。けれども、実際そんなかたは多くはないわけですので、やはりスタンスとしては広げてもっていて、その中で様々なかたに対応していくというのが基本だと思っています。

実際私自身も、……キリスト教系新宗教の元信者さんで、おうちはもともとカトリックだというかたとお話をして大変喜んでいただけたということもあります。私自身は超宗派というよりは、もう宗教を超えたような立場、どんなものでも対応しますよという、対応しますというか、どんなものでも受け入れますよといった気持ちでずっとやっておりましたし、これからもそのつもりです。

**司会**　今、先生と皆さんとの間で実は宗教の問題とスピリチュアリティの問題がテーマになってきているように思います。つまりスピリチュアリティといういわゆる人間学的なレベルで話をするのか、あるいはもう少し宗教という一つの枠組みの中で問題を解決しようとするのか、その辺が問題になってるのではないかと思います。

――――　個々の例にあげられました死にゆく方がたと対話なさるときに、例えば地獄の問題であれ死後の世界の問題であれ、先生の場合は自分の信仰なり、仏教の教えなり、そういうものをある程度土台にしながら、接して対話なさるのか、あるいは個々の人間の状況に自分を添わせてそちら側に合わせながら話をなさるのか、それをお伺いしたいのです。

**谷山**　確かにベースになっているものは仏教なので、それはどうしても身についている部分があるので、それはやむをえず出てしまう部分もあると思います。しかし基本的に真っ白な形で関わりたいというふうに思います。相手の形に私を変えていくといいますか、相手の思っているほうに私自身を色づけていくと、そういったかかわり方を基本に置いております。超宗派、宗派関係なしというのは、布教をいっさいしないということでもありまして、もちろん私は布教しようなんて全然思ったことはありませんけれども、布教をしないという前提がある以上は、こちらから何か特定のものを出すわけには絶対にいかないわけです。それは倫理的にいけないわけですので、ですから、むしろ私は真っ白な形で、どんなふうにでもしてくださいという形で接しております。

――今、先生のほうからビハーラ僧としてのスタンスといいますか、それは「白い」というスタンスでということですが、例えばWHOの専門委員会が出した報告書があります。その中で、例えば生命、生きる意味ですね、あるいは苦難の意味、あるいは死後のいのちというものがスピリチュアリティの問題だという定義をしていると思います。あるいは、いわゆる近代的なホスピスを英国で最初に立てあげたシシリー・ソンダースが、人は死ぬときに悔いとか後悔、あるいは罪責観、そういうものが非常に大きな問題だと。そしてそれはスピリチュアルな問題だと、そういう定義をしていると思います。万が一ですね、先生、そういう問題が白紙の形でできるのかどうかという、つまり私はもう少し宗教が持っている精神的な遺産といいますか、そういうものもあるのではないかと思っているのですが、そのへん先生はどのように思っておられますでしょうか。つまりスピリチュアルケアという白いものでは包み込めないものは、やはり宗教が蓄えてきたといいますか、あるいはそういう霊的な世界の中で積み上げてきたものの中に、答えがあるのではないかというふうに思っているのですが、そのへんいかがでしょうか。

**谷山**　その白紙というのは、いろいろな人に対応しなくてはならないという意味なのです。ですので、相手が仏教的なものを求める、もしくはある程度好感を持ってくれるというかたであれば、私は仏教的に染まるのです。そうではない、大嫌いだと、そういうかたの場合にはそういったものを一切抜きにして関わるわけですね。ですので、その真っ白の裏にはいろいろなものを一応準備しているわけでして、本当の真っ白ではないですね。自分で白くなろうとしているだけでありまして、本当に白い壁なんてできないですね。ここの会場の壁も白いですが、たぶん専門家が見れば何かの色が混ざっているんですよ。私も同じようにどうしても仏教というものが混ざっていますので、白くなろう、なろうとしても絶対に混ざっています。それはやむをえない部分だと思っています。ですので、白になろうとするというところが大事であって、白にならなければならないわけではないですね。絶対になれないと思います、真っ白には。そういった中でいろいろな形で対応するために、白という表現を使ったわけです。

（関西学院大学・図書館ホール、二〇〇三年十月二八日）

【補足説明】

「ビハーラ」とは何か?

サンスクリット語の「ビハーラ Vihāra」には「休養の場所、気晴らしをすること、僧院、寺院」という意味がある。この語を用いて田宮仁(元・飯田女子短大教授)が、「仏教ホスピス」という言葉に代えて「ビハーラ」という呼称を提唱したのは、一九八五年である。日本におけるビハーラ運動はここから始まる。これは欧米より直輸入されたホスピスではなく、日本の風土に根ざしたターミナルケアの在り方を模索する動きでもあった。その後、さまざまな「ビハーラ運動」によってその内容が拡大解釈され、現在では「仏教福祉」「仏教看護」という言葉とともに、「医療・福祉分野における仏教者の活動」という意味に変化している。

田宮教授の意図は次のことばから理解されよう(田宮 一九九〇)。

「ホスピス」は中世キリスト教の聖地巡礼に伴う宿泊施設としての始まりから現代的な意味に至るまで、キリスト教との関わりにおいて長い伝統と裏付けが存在する。この「ホスピス」という言葉を尊重し、一方で宗教的立場の違いを明確にするために、仏教用語である「ビハーラ」という言葉を提唱したのである。このことは「仏教ホスピス」という「木に竹を継ぐ」ような表現を避け、仏教の主体性と独自性を求めようとしたからである。

インドの祇園精舎や日本の四天王寺など、医療・福祉・教育を担い、巡礼者・旅行者の休養の場所として利用された例は少なくない。その機能としてはヨーロッパの「ホスピス」とかなり近いものがある。ビハーラには、このような寺院の機能の復活もしくは現代版としての期待が込められていた。ビハーラの提唱と同時に、彼は次の三つの理念を掲げた。

1　限りある生命の、その限りの短さを知らされた人が、静かに自身を見つめ、また見守られる場である。

2　利用者本人の願いを軸に看取りと医療が行われる場である。そのために十分な医療行為が可能な医療機関に直結している必要がある。

3　願われた生命の尊さに気づかされた人が集う、仏教を基礎とした小さな共同体である（ただし利用者本人やそのご家族がいかなる信仰をもたれていても自由である）。

さらに後になって、次の基本姿勢が付加された（cf.田宮 二〇〇〇）。

一宗一派の教義や方針に偏らない、仏教の超宗派の活動である。

超宗派ということには、一つには布教を前提としない、もう一つは利用者に選択権を与えるということが含意されている。

## ビハーラ僧の仕事

長岡西病院ビハーラ病棟は一九九二年五月にベッド数二二床で開設され、一九九三年四月に国内で九番目の厚生省の認可を受けた。二〇〇一年六月に五床増床し、計二七床になった（四人部屋二室、三人部屋一室、二人部屋二室、個室一二室）。それ以外に家族室二室、談話室、仏堂（本尊は釈迦菩薩像）、一般浴室、特別浴室、ファミリーキッチン、コインランドリー、テラスなどがある。喫煙・飲酒も可。二〇〇三年三月現在のスタッフは、常勤医二名、非常勤医一名、看護師二一名、介護福祉士一名、看護助手四名、常勤ビハーラ僧一名、ボランティアのビハーラ僧約一五名、ボランティア約三〇名。必要に応じてケースワーカー、臨床心理士も関わる。

ビハーラ僧には、自身の存在を主張せずに、部屋の片隅に置かれた屑籠のような存在として、辛いことや汚いことなど何でも放り込まれて、話す人の心が整理されていくことが期待されている。

有給のビハーラ僧の他にボランティアのビハーラ僧（ビハーラ病棟開設前から協力関係にあるボランティア団体・仏教者ビハーラの会の会員）が日替わりで来棟する。月一回の法話会と坐禅会や、花祭り・彼岸会・涅槃会などの仏教行事は、ボランティアのビハーラ僧が担当する。患者さんの死亡後には、ビハーラ僧によってお別れ会が執り行われる。

ビハーラ僧の一日は、朝八時三〇分の勤行から始まる。参加を希望する患者・家族、そしてスタッフが一緒にお経を唱えた後、ビハーラ僧が法話をする。この一五分間は、客観的に価値づけることは難しいだろうが、それぞれの参加者にとって意味のある時間である。その後、夜勤者から日勤者への申し送りを聞いて、午前中には病室を回る。

午後は、昼寝を邪魔せずに、一四時三〇分の茶話会、一六時の勤行と次々と過ぎていき、一七時までの勤務である。看護師の手が回らないときにはナースコールの対応や、食事介助、オムツ交換、入浴介助も行う。しかし、これはルーティンにはなり得ない。さまざまな病棟行事や仏教行事、カンファレンスや会議、入院相談や病状説明への同席、患者との外出、見学者・遺族・参詣者など来訪者の対応、そして患者死亡後のお別れ会など、時間を選ばない仕事もある。

田宮教授は「仏教者屑籠論」として

　ビハーラ僧は自身の存在を主張する必要はなく、部屋の片隅に置かれた屑籠のような存在であることを期待している。辛いこと、汚いことが、何でも放り込まれ、そのことにより部屋が片付くように人の心が整理され方向付けられたらよいのである

と主張する（田宮　一九九〇）。これは傾聴の姿勢を強調したものであり、押しつけがましい雰囲気は患者には迷惑だという意味である。相手の話を聞かずに難しい話ばかりする僧侶の姿を批判したものでもあろう。

　私は、ゴミを捨てやすくするためには、屑籠もその存在を慎みをもってアピールすべきだと思う。普段は何も主張しないようでいて、存在感は失われず、心からゴミが出てくるときにその価値を発揮する。微妙な存在である。何日何時にアポイントメントを取って、「さあ苦しみを話しましょう」と言ってこころの苦悩をはき出す人は、日本には滅多にいないだろう。そうではなく、ゆっくりと時間をかけて信頼関係を築き、たまたま話がそういう方向に流れたとき、ほとんどワンチャンスの偶然の瞬間に、こころの奥底に迫るのである。

## 参考文献

田宮（一九九〇）「仏教の理念にたったターミナルケア／ビハーラ」『現代のエスプリ　二七四　ホスピスケアの展望』至文堂。

田宮（二〇〇〇）「ビハーラと仏教福祉」『季刊仏教　五一　介護と仏教福祉』法蔵館。

# スピリチュアリティと宗教の関係

## ――スピリチュアルケアにおけるキリスト教的シンボルの役割

伊藤高章

**司会**　講師に、伊藤高章先生をお迎えしています。伊藤先生は、現在桃山学院大学教員をなさっておられます。国際基督教大学を卒業されて、その後ロンドン大学、オックスフォード大学そしてカリフォルニア州バークレイにある聖公会の神学校で勉強なさいました。昨年度は一年間、スタンフォード大学病院の臨床牧会教育プログラムClinical Pastoral Educationでチャプレン・スーパーヴァイザーをなさいました。これは大変貴重な経験で、日本人でスーパーヴァイザーをなさったかたは数少なく、たぶん数えるくらいしかおられません。そういう経験をお持ちになっている先生です。今日「スピリチュアリティと宗教の関係」、特に「スピリチュアルケアにおけるキリスト教的シンボルの役割」というタイトルでお話をしていただくことができますことを、たいへん嬉しく思っております。講演が終わりましたあと、少し皆さんからご質問いただいて、というふうに思っております。

## 臨床経験から

**伊藤**　伊藤でございます。昨年一年間現場におりました。こちらの「業界」では現場を臨床というのですが、臨床にいますと、その場その場で判断が求められます。一人で研究室や書斎に座っているときには、自分のペースで考え、一度思いついたことを取り消したりすることもできるわけですが、臨床にいますと、その場で最終決断をしていかなくてはならない場合がたくさんあります。そういう意味で、昨年の経験は、私が普段考えていたことを、現場で、瞬時の判断の中で、やっていけるのかを確認する、非常にチャレンジングな機会だった気がします。臨床では、漠然と考えていたことを、その場で、現実の問題として決断し実行しなければなりません。その上で、判断したことを後から振り返って、あの判断はよかったのだろうか、とか、次にまた同じ状況になったときどうしたらいいのだろうか、ということをたくさん考えます。そしてそれを理論化する努力をしつつ、また現場にでかけて行きます。つまり、まず、現場で経験をし、それを振り返り、その振り返りから何かを学び取る。これが「臨床教育」と言われるものです。このプロセスを導くのがスーパーヴァイザーです。私は、牧会者を含めた、ケア専門職養成にとって、この「臨床教育」は不可欠なものと考えています。

最後のほうで紹介しますけれども、具体的な訓練プログラムのスーパーヴァイザーをしていて、何人かの研修生を失格にしました。失格にせざるを得ませんでした。神学的とか心理学的とか、別な視点から考えるのでしたら、研修生に向かってもう少し別なアプローチが可能だったのかも知れません。しかし、現実の患者さんがいらっしゃいます。その患者さんにチャプレン研修生として毎日訪問しているという事態のなかで、彼もしくは彼女に明日も続けさせていていいのだろうかという判断をしなくてはいけない。その中で、お引取り願った例が三例あると言うことです。私自身にとって、なかなか厳しい経験でしたけれども、その中で〈スピリチュアルケアとは何か〉について自分が考えていたことを、もう一度振り返る機会が与えられましたし、鍛えられました。そんなことに促されての、考えの深まりだということをご理解いただいたうえで、少し余裕があるこの時間では、皆さんからいろいろなご批判をいただけたら、ありがたいと思います。

このミニフォーラムのテーマは、「スピリチュアリティと宗教」。これに「スピリチュアルケアにおけるキリスト教的シンボルの役割」というサブタイトルをつけて、私なりに取り組みたいと思っています。ところで、「胡乱」。この字、お読みになれますか。「うろん」と読むのです。「うさん臭い」という意味です。この胡乱というのを英語で辞書をひくと、Fishyです。生臭い魚のにおいがして嫌だ、という意味ですね。以前、クリスチャンの友人と話しているときに、原始教会のシンボルは魚だったから、魚っぽいというのはキリスト教にとってはいい表現なのではないか（笑）、といわれたことがあります。今日は、いろいろと胡乱な話をするつもりでおります。

そもそも、キリスト教の立場から、「キリスト教的シンボル」とは何だ、とおしかりを受けかねない。つまりスピリチュアルケアの基礎に「信仰」を置くのではなく、キリスト教のシンボルを使うのか。キリスト教をシンボルとしてとらえるのか、と。さらに、バルト的な言い方をすると、宗教というのはことごとく不信仰ですから、そんなものを高々と掲げて真のケアが成り立つか、と。他方、現在日本で多く語られているスピリチュアリティの議論では、宗教との差別化が重大関心です。ここでまた、キリスト教という具体的な宗教名が登場することに抵抗をお持ちの方もおられるでしょう。いろいろな思いが皆さんの中におありになるのではないかと思います。じつは、このセミナー全体がもっているスピリチュアリティというテーマ自体も、日本社会全体では十分市民権を得ている概念ではありません。ですからクェスチョン・マーク一つ。スピリチュアリティと宗教の関係などとなると、クェスチョン・マークが二つもついてしまう。さっき申しあげたように「シンボルとしてのキリスト教」に至っては「!」までついてしまうような題のあげ方をしています。しかし、私としては、臨床にとって重要な取り上げ方をしているつもりなのです。

## スピリチュアリティとパーソナリティ

まず、スピリチュアリティとは何か、ということについて、私が今仮説として持っていることを皆さんに紹介させていただきます。是非ご意見をうかがいたいと思います。最近盛んになって来た、日本でのスピリチュアルケアの議論、そこで使われているスピリチュアリティの考え方に、私はどうも納得がいっていないのです。ですから今回そういうものをざっとどけて、自分で考えてみました。実は、先日、窪寺先生の研究室で考えたのですが(笑)。

私は、スピリチュアリティというのは、各自が持っている「超越性」への応答のパターンだと考えています。これは、(終末期といった危機的な状況の中でのみ現れるものではなく)常に機能している、人間の外界との関係性の一つ、だと思います。「超越性」との関係性であるスピリチュアリティは、「絶対他者」との関係性といっても良いでしょう。このような視点と平行して考えられるのが、パーソナリティです。パーソナリティと呼ばれているものは、「現実性」、つまり実生活における他者とか社会とかへの、その人の応答のパターンです。図に描くとこんなふうになります(図1)。私という存在(アイデンティティ)があって、それが「現実性」へ応答するときのパターンをパーソナリティ、「超越性」へ応答するときのパターンをスピリチュアリティ、と呼びます。

パーソナリティの心理学というのは、心理学の中でも非常に充実している分野です。その中で、パーソナリティの発達、成長とか、パーソナリティのタイプとか、パーソナリティの病理とか、いろいろなことが議論されています。もし私が申しあげたような格好で、スピリチュアリティを捉えることが可能なのだとしたら、今後、私たちは、スピリチュアリティの発達とか、スピリチュアリティのタイプとか、スピリチュアリティの病理とかいうことについて研究を広めていく必要があるのではないか、という気がします。現在、スピリチュアリティの本質を問わないまま、その影響とか、ケアが語られています。医療関係者の専門ではありませんから、これらの議論を、彼らは殆どやっておられない。本来、神学者とか宗教学者がその責任を果たすべきなのです。ここにご紹介したような視野の中で、スピリチュアリティの研究を深めていくことによって、人間存在についての新しい理解が得られるのではないかと考えております。

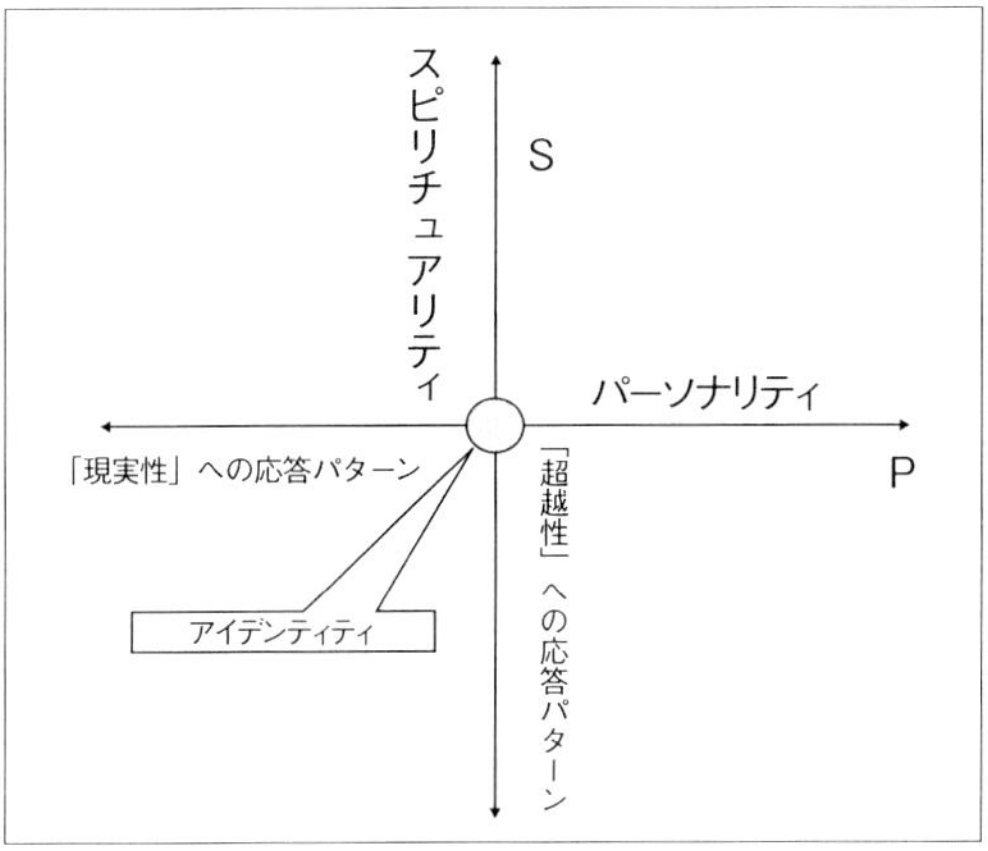

図１　スピリチュアリティとパーソナリティ

さて、終末期のような危機的な状況になったとき、それまでそのかたがご自分の中でどのようなスピリチュアリティを養ってこられたのか、どのようなスピリチュアルな経験をされてこられたか、が、危機の受けとめ方に大きな影響を持つ、と指摘されています。この認識は、ここ数年、日本の中でもかなり広がってきています。しかし私は、それまでの経験が決定的だとは考えてはいません。なぜなら、スピリチュアリティのとても大きな機能といいますか、役割の一つが、「転換」を与えてくれる、ということだからです。これは皆さんご自身の宗教的経験を考えていただければ、わかりやすいと思います。ある出会い、ある実存的経験があったときに、それまでずっと感じてきた方向性や考え方が大きく変わることがあり得る。物の見方が全然違ったものになっていく。このダイナミックさがスピリチュアリティの本質なのです。スピリチュアリティは、終末の危機を迎えたときにも、その新しい事態の中で、方向転換をもたらす、新しいなにかを引き起こす力を秘めている、ということを大切にしています。

パーソナリティというのはペルソナ（persona）という言葉からきているのは、皆さんよくご存知だと思います。仮面ですね。同様に、スピリチュアリティというのはスピリトゥス（spiritus）というラテン語からきています。これに対応するギリシア語はプシュケー（ψυχή）。息とか風とかいう意味です。これをヘブライ語聖典（キリスト教からすると『旧約聖書』）的に言えばルーアッハ（ruah）ですから、やはり風、そして命ですね。アダムの鼻に神が吹き込んだものです。そして、「風は思いのままに吹く」。スピリチュアリティというのは、気ままに神から吹く息吹に向ける私たち顔の表情とでもいえるものかもしれません。

しかし、キリスト教的な概念での「罪」というのは、神から顔をそむけることですから、神からの風を受けることを避ける人間の原罪性のようなものもあるのかも知れません。つまりスピリチュアリティを発揮したがらない何かが私たちの中にある、というのがキリスト教の鋭い洞察です。「罪」というギリシア

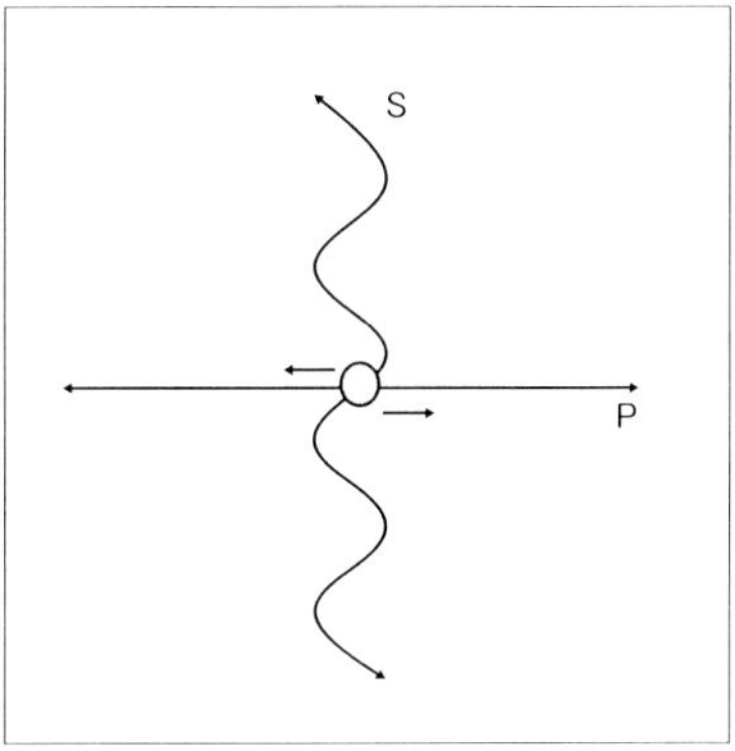

図２　スピリチュアリティの不安定

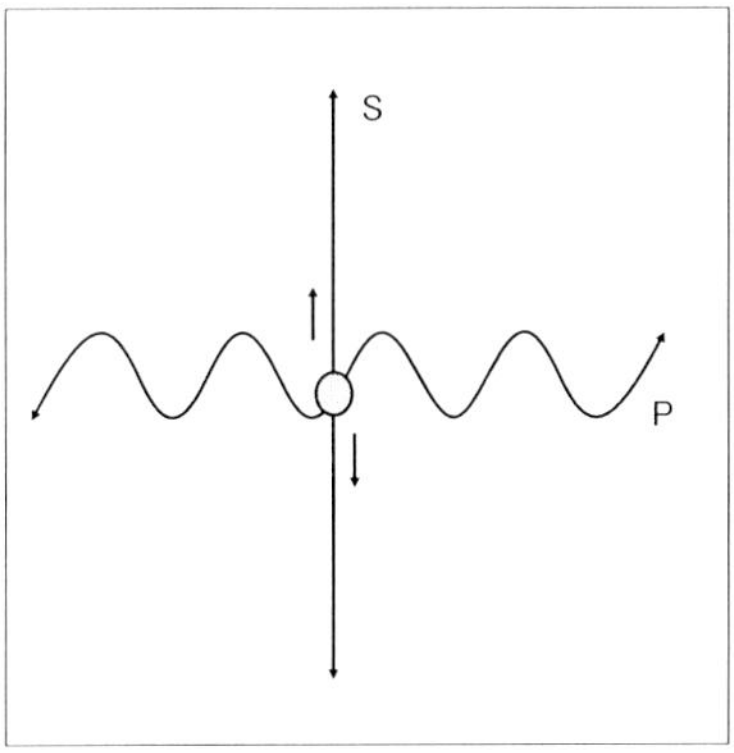

図３　パーソナリティの不安定

語ハマルティア（ἁμαρτία）は、本来「的外れ」という意味ですから、私たちの中には、ちゃんと風が吹いてくる方向ではなくて、得体の知れない方向を向いてしまうような問題もあるのかも知れません。ここにスピリチュアルケアの第一の課題があります。

さらに、よくご存知のように、私たちのパーソナリティは、時折、不安定になるものです。許容限度を超える大きな経験をすることによって、平常なときに用いていた「現実性」への対応のパターンがうまく機能しなくなるのです。そういうときに、「誰かに相談して……」ということになるかもしれません。もう少し切実であれば、精神科医であるとかカウンセラーであるとか、心理療法の専門家の援助を受けて、安定化をはかるということになるのでしょう。スピリチュアルケアというのは、同じように、「超越性」との関わりのパターンが不安定になったときに、なんらかの方法でその不安定に対処する仕方であると考えています。これがスピリチュアルケアの第二の課題です。

面白いのは、スピリチュアリティが揺らぐと「私」が振れるわけですね。それはパーソナリティにも影響してくる（図２）。それから、パーソナリティのほうが揺らぐと、スピリチュアリティも振れてくるということがあります（図3）。このような理解は、実は皆さんがお腹の底でお持ちの一つの疑問を解く鍵を与えてくれていると思います。それは、スピリチュアルケアとカウンセリングとどう違うのか、という疑問です。図に示したように、スピリチュアリティの不安定と、パーソナリティの不安定とは、相互に影響しあっています。ですから、ケアも、両方に同時に働きかける、両方に意味のある対応をしていく必要があるということなのです。

スピリチュアルケアというのは、まずは、スピリチュアリティの働き、つまり私たちと「超越性」との関わり、に目を向ける援助です。その上で、様々な原因起るスピリチュアリティの不安定に対応することです。その際、どういうふうにして相手の不安定さを収めるのか、どの辺りに落とし所をもって収まってほしいと思っているのか、がとても大切です。カウンセリングもスピリチュアルケアも、ケアの対象になっている人が持っているその人固有のパターン／構造に注目します。パーソナリティかもしれないし、スピリチュアリティかもしれませんけれども、その方が既に持っておられるものに添って安定化を図る。そこに新しいものを持ってくるのではないのです。あなた不安定だから、ちょっとこっちで代わりにやってごらんなさい、といってもだめなのです。まずそのかたが持っているパーソナリティ、スピリチュアリティに従って安定化を図る。その際、両者の関連に配慮する。技法としては傾聴するということになってきます。傾聴については、後にもう少し詳しく考える予定です。

### スピリチュアリティと「宗教」

さて、二番目のテーマです。「宗教」とは？

こんなに大きなテーマに安易に言及するな、と怒られるかもしれませんけれど、敢えて。スピリチュアルケアという限定された、しかもかなり実践的な分野からしますと、次のように、胡乱に、定義ができるのではないかと思っています。

スピリチュアリティは「超越性」との関わりを問題にしています。宗教とは、分析的な言語では表現しきれないこの「超越性」を表現しようとする、人間の営みです。超越している、もしくは擬人的にいうと絶対他者である、ということは、それは本来表現し得ないのです。もし十全に表現できるとしたら、それは他者でもなんでもない。超越もなにもしていないわけです。昔アメリカの新聞に載っていた漫画がありました。神学博士の誰それは、彼の築き上げた概念の箱の中に、とうとう神様を閉じ込めることができました、と。もし神についてちゃんと語れると言い張るとしたら、それは、その人が持っている概念、その人が持っている理性的な檻の中に神を閉じ込めることができる、という意味です。そこで語られているのは、たいした神ではないようですね。つまり、もし「超越性」との関わりということを問題にするのだとしたら、それは、そもそも論理的に言って〈表現し得ないものとの向き合い〉という側面を含んでいます。ところが人間は〈表現し得ない〉では満足できない。歴史の中で人類はなんとかして、本来表現できない〈自分と「超越性」との関わり〉を表現しようとしてきました。その人間の歴史的な営みの蓄積というか成果が、宗教の本来的な姿なのではないかと考えます。「超越性」への応答のパターン、つまりスピリチュアリティが、個のレベルを越え、歴史の中で積み重ねられ体系化されてきたもの、それが「宗教」だ、と。昨日、東京の学会である発表を聞いて、後でその先生に質問をしたところ、その先生は、「スピリチュアリティというのはユングのいう集合無意識と同じだろう」という言い方をされました。人類共通の、心の奥底にある何らかのイメージの集まりのことを集合無意識というのですが、それでもいいかも知れません。人間が「超越性」に向かおうとして、表現しきれないにも関わらず、何とか表現し続けようとした中で出来上がってきて、それが日常生活の中で機能し、心の奥底に蓄積したもの、それが宗教なのだと思います。このプロセスは、今現在も続いています。「超越性」表現の模索は、私たち自身の創造的営みでもあるのでしょう。

「超越性」というのは、分析的な言語では表現できないのです。(「分析的な言語」についての難しい話は、今日は飛ばします。)ではどうするのかというと、分析的な言語ではない「ことば」でなんとか表現しようとするわけです。典礼であるとか、音楽であるとか、美術であるとか、物語であるとか。このように、そのものを直接語るのではなく、外堀を埋めるというと変ですが、違ったアプローチをしながら、その超越的なものを表現しようと、人間は努力して来ました。だから私は、本来宗教というのは、非分析的な言語で構成されているものだと思っています。私のバックグラウンドは聖公会、アングリカン・チャーチです。プロテスタントのほうからは、あれでもプロテスタントか、と言われるし、カトリックのほうからは中途半端な奴らだ、と思われている。ブラック・シープなのです。その立場に立つものから言えば、プロテスタント組織神学は、一生懸命、分析的言語で超越について語ろうとする営み、ではないかとか思ったりすることが…。

ではその「宗教」についてもう少し。私たちは宗教そのものをイメージすることはできないのです。私たちがイメージする宗教は、必ず、仏教だったり、キリスト教だったり、神道だったり、ヒンズー教だったり、イスラームだったり、具体的な何かなのです。つまり私たちは、宗教自体は表現できない。言語の例をあげるとわかりやすいかも知れません。私たちは「言語」というものは知らないのです。知っているのは日本語だったり英語だったり韓国・朝鮮語だったり、ベンガル語だったりするわけです。私たちは「言語」を習得したり話したりすることはできません。話せるのは日本語とか英語といった「言語」の個別具体的なものです。しかし面白いことに、言語中枢はどの言語を習得しても発達するそうです。私にとって印象的だったのは、手話です。先天的に聴覚の非常に弱いかたが早くから手話を学習ことによって、言語中枢の発達を促進することができる、という話を聞いたことがあります。「言語」は、いろいろな形を取り得るのです。人間の脳が、「言語」として認識したときに、それに応ずる何かを発達させる力を持っている。なにが「宗教」として機能するかについても、あまり限定的には語れないのかもしれません。既成宗教は、「宗教性」の独占はできないということです。例えば「自然」が「超越性」の表現であると感じる人は、少なくないでしょう。日本の状況に関連させて言えば、古神道の魅力の（再）発見ということでしょうか。宗教学者、ミルチャ・エリアーデの「ヒエロファニー」という概念とも関係していると思います。これについては、また別のコンテクストで、十分議論しなければなりません。

「超越性」との関わりで、「宗教」を「言語」に例えてお話しました。人間による「超越性」表現の文法とか語彙の体系として個別宗教が考えられるということです。そして言語運用能力にあたるのがスピリチュアリティと言えるのではないでしょうか。この運用能力の度合いによって、宗教の使いこなしの上手下手が決まってくる。そして、その度合いによって、個別宗教の背後にある「超越性」との接触の密度も異なってくる。スピリチュアリティは、このような意味で、宗教の中に本質としてある「超越性」に到達するための手段です。しかし同時に、スピリチュアリティを磨くこと自体が、大切な目的となり得るものだということも、十分ご理解頂けると思います。

ところで、個別宗教の歴史的展開は、「超越性」そのものからは独立したものです。例えばキリスト教の歴史には、ユダヤ教があって、イエスがいて、パウロがいて、国教化されて、皇帝教権的な時代があり、宗教改革があって、という独自の発展プロセスがあります。そこにはもちろん、担い手である多くの信徒のスピリチュアリティの裏打ちがあります。しかし、それが「超越性」の必然的な発展かどうかはわからない。歴史神学のかたに怒られるかもしれませんが、スピリチュアルケアをやっているもののいうことは、所詮胡乱です（笑）。

じつは、「胡乱」の「胡」という字は、中国語では〈わけの分からない他者〉（原意は「異民族」）という意味を持っています。スピリチュアルケアは、理解を越えた「他者」、ある意味でつかみ所の無い「超越性」の働きへの取り組みです。つまり、スピリチュアリティにとって「胡乱」は本質なのです。

サクラメントという言葉があります。これはキリスト教の内輪話です。カトリックとか聖公会にとってはとても大切な言葉なのですが、ちょっとカトリックの定義からは離れて、もう少し一般的な言い方をします。サクラメントというのは、〈見えるものによる見えないものの表現〉です。パンとかぶどう酒というのは、サクラメントの中のサクラメントです。あれは、神（つまり見えないもの）による救いの御業の目に見える表現ですし、同時に、神がそこに「隣在（この表現については後で説明します）」していることの表現です。解釈はいろいろあると思いますけれど、サクラメントの根本にある定義は、見えるものによる見えないものの表現。具体による抽象の表現。これは、実はプロテスタントのかたの大好きなある神学用語と深い繋がりを持っています。それは「ケノーシス」（kenosis）という概念です。神が、神であることに固執しないで、（「低きに下り」という言い方は、現代神学では流行らないかもしれませんが）人間の身体をとって私たちの中に現われ、人としての命をとられた、という神学です。ヘブライ語聖典の世界観によると、〈見たものは死んでしまう〉と言われていた、見えざる神が、見えるものとして私たちのところに来られた、というのがキリスト教神学上とても重要なポイントだと思います。それは、既に申しあげたような、表現しきれない何かをある具体的なものが表現している、ということと繋がっているのです。

ところで、それではその具体的な表現は抽象的な本質に比べて瑣末なことか、と言うと、そうではありません。ティリッヒに師事した私のバークレイでの組織神学の指導教授が、よく次のように語っていました。「聖卓上のパンが聖なるものであるのは、世界中の全てのパンが聖なるものだからである。しかし、この聖卓上のパンが聖なるものであることが分からない者には、世界中のパンが聖なるものであるということ自体が理解できない。」と。つまり「宗教」と「超越性」とを、表現と本質の二元論で語ることは不可能なのです。だからこそ、この両者の微妙なそして複雑な関係の中を自由に動き回ることのできる、高度なスピリチュアリティの養い、運用能力が課題となってくるのです。

胡乱な話をもう一歩すすめましょう。パンとぶどう酒、洗礼、これはプロテスタントもカトリックも等しく認めるサクラメントですけれど、この考え方を広げていくと、例えば教会もサクラメントではないか。つまり教会とは、神の支配する見えない共同体を、具体的な人間の共同体の中になんとか表現していこうという営みなのです。それから聖書。聖書も、実は表現しえないものを表現しようとするものなのではないか。これを、直接表現だと言ってしまうと「原理主義」に陥ってしまいます。いわゆるメインストリームの良識的なクリスチャンは、明言はしませんけれど、腹の底、密かな鍵のかかったところで、聖書はサクラメントであると思っている、と私は確信しています。

サクラメントの背後に、もう一つ重要な力学が潜んでいます。それは、人間の側からの解釈の余地がある、ということです。つまりサクラメントによって表現される抽象的なものと、サクラメントである具体的なものは一対一対応ではない。イコールではないのです。限定的にも語れない、分析的にも語れない。そこには必ず解釈の余地が残ります。「超越性」への応答のパターンであるスピリチュアリティとは、「宗教」（つまり「超越性」表現）を解釈する営みに他ならないのです。そうだとすると、スピリチュアルケアとは、ある人の「超越性」解釈への、援助者による接近、と理解できるのではないでしょうか。解釈、理解という営みこそが、ケアの本質に関わってくるのだと思います。ここまで来れば、もう明らかでしょう。ここで言うケアとは、何かの必要を満たしてあげることではない。何かを整えてあげることではない。あるかた自身による状況理解、状況解釈を、援助者が共感的に理解することをとおして、支えたり、その変容の証人になったりする営みなのだと思います。そして、その「超越性」の表現、ヒエロファニーは、どこに現れるか解らない。援助者側の枠では捉えきれない、胡乱なものなのです。

さて、仏教のかたがいらっしゃるのを存じていますし、私自身も、仏教には個人的思い入れがありますので、少し言及させて頂きます。スピリチュアリティにはタイプがある、と思っています。一つは、ラテン語を使いますけれど、ヴィア・ポジティーバ（via positiva）と呼ばれているタイプ。もう一つはヴィア・ネガティーバ（via negativa）と呼ばれているタイプ。ポジティーバというのはポジティブ、写真のポジというやつですね。ネガティーバというのは写真のネガだと思っていただければよいでしょう。ネガティブといっても、〈悪い〉という価値判断は含まれていない表現です。ヴィアというのは道という意味です。

一つには「超越性」を言語や形式を用いてあくまで表現しようとがんばるスピリチュアリティがあります。これがヴィア・ポジティーバです。つまりイメージとか論理とかを用いて「超越性」にアプローチしようとするスピリチュアリティのタイプです。キリスト教プロテスタントは、言語とか論理とかいうポジティブなものを使って、なんとか超越的なものにアプローチしようとする。ギリシア正教はイコンなど視覚的なものを使って、他にもいろいろ用いますが、ポジティブにアプローチしようとする。カトリックはちょっといろいろありすぎて語り尽くせません（笑）。他方、ヴィア・ネガティーバの一番の例が禅だと思います。つまり「超越性」と向き合うために対象とかイメージを全部排除する。全部排除しきったら「超越性」がすっと入ってくる、とされる。だからイメージを排除するトレーニングが強調されます。このイメージを排除するというスピリチュアリティは、プロテスタント・クリスチャンのかたにはとても理解しにくい。逆に仏教のかたにイエスとか愛とかを理解していただくのは大変難しい。仏教語にたまたま、キリスト教の「愛」に対応してしまう「渇愛 tṛṣṇā」といった概念があるので、よけい悪い意味でとられてしまったりしますね。

## スピリチュアルケア

医療の中でスピリチュアルケアをやっておられるかたたちは、まずスピリチュアル・ペインのことをおっしゃいます。それは、日本におけるスピリチュアルケアの議論が、ホスピスケアという限られた文脈で語られているからです。その文脈では当然な言葉遣いなのでしょうが、私にはやや解り難い。スピリチュアルケアにおいては、ペインを取り除くという課題設定以前に、患者さんのスピリチュアリティ（パターン／構造）をどう理解するか、そしてその変容とどうご一緒するか、という、より重要な課題があるように思えるからです。この理解のプロセスが患者さんへのケアそのものである、と考えています。そして、これが「胡乱」なものへの唯一可能な向き合い方なのではないでしょうか。

ではスピリチュアルケアを担う人に要求されるものは何か。最も重要なのは、ケアの対象となっておられるかたの「超越性」へのアプローチに、共感的理解ができることです。先程説明した解釈ということです。学者の好きな批判的な解釈ではありません。援助者にとって他者であるそのかたが、独自のスピリチュアリティやパーソナリティの中で、どんなふうに感じておられるのだろうか、どんなふうにありたいと思っておられるのだろうか、を、その人の立場に立ったつもりで共感的に解釈する。その人の船に乗って、風の吹くままに、一緒に旅行してみるということですね。

まずは、そもそもスピリチュアリティとか「超越性」への応答とかがわからないと、話になりません。ですから、スピリチュアルケアをやる人は少なくとも一つの宗教（=「超越性」表現の体系）に精通している必要がある。アメリカの場合、スピリチュアルケア専門職につく人は、どこかの神学校を出ていなくてはなりません。勿論、ニューヨークなのかサンフランシスコなのかという意味ではない。ユダヤ教でもかまわない、仏教でもかまわない、という意味です。仲間に、スーフィの人もいました。何でもかまわないのです。けれど少なくとも自分が拠って立つところ、自分のスピリチュアリティを養っている何かに対して深い理解を持っていることが求められるのです。その上で、もしスピリチュアルケアを専門にやっていくのだとしたら、挨拶ぐらいは他の言葉でできるようになっていたい。「アンニョンハセヨ」程度は言えるようになっていたいですね。バイリンガルもしくはマルチリンガルであることが望ましい。〈リンガル〉というのはさっき言ったように、「宗教」は「超越性」の言語であり、スピリチュアリティは言語運用能力だ、というところで考えているのです。文化人類学の人たちは、自分と価値体系の異なる人の社会に入っていって研究をするわけですね。その時どうするかというと、その人たちの土俵に乗っかってみる。その人たちが「これがいいのだ」と言ったら、「そうか、それがいいのか」とやるわけです。実はスピリチュアルケアにも、そのような関わりが要求される。例えば「こういう事態は私には耐えられない」と言っている人に対して、「耐えられるようにがんばりましょう」と応じたら、もうそこで共感的理解すなわちケアは成り立たないわけです。「ああ、今のあなたは耐えられないと感じているんだ」というところからケアが始まります。「耐えられない」といっているそれが、あなたにとってどんな感じかというのを、私は私の立場からできるだけわかるように解釈の努力をする。解釈というのは曲解するという意味ではなくて。「罪悪感」とか「来世観」とかが語られる場合も、全く同様です。評価的になると、ケアは難しいと思います。その人のコンテクストで解釈していく努力をするということが、ケアの一であり十であるような気がします。

解釈のもとになっているのは傾聴です。これは何かというと、最近の神学の流行でもありますが、ナレティヴへの集中です。〈どう物語ってくれたか〉が、〈なにを語ってくれたか〉よりも重要なことがあるのです。語り手のメッセージは、話の筋道のたて方、声のトーンとかいうものも全部含めた、「語り」自体に集中していくことによって初めてわかる。だから硬い表情で沈んだ声で「今日は嬉しいんです。元気なんです」といっている人を、そうか嬉しいのか、元気なのかと、文字の並びにだけにしたがって解釈しても意味がないのです。その「語り」の中に込められた、文字列に収まりきらない（そして、時として文字列の伝えるものとは異なった）いろいろな要素に細心の注意を払うことが求められるのです。そこに、「嬉しくても、今日はそういう表現になってしまうですね。そこのところをちょっと話してくれませんか？」といったケアが起こる可能性がある。

じつは、物語ることを通してケアの対象者は自分のスピリチュアリティを構築するのです。変な言い方ですが、自分のスピリチュアリティがどんな構造をしているかなんて、実はわからないのです。自分のパーソナリティがどんなかということも、自分ひとりでいるときはわからない。自分の思いを他の人に語ったりするときに初めて、ああ、自分はこう考えているのだということが分かります。スピリチュアリティも同じです。「私はこんな価値観をどこかにもっていて、だからこういう事態にはこういうふうに感じるのです」と語りながら、その人は自分のスピリチュアリティに気付いてくるのです。聞いてくれる人がいないと、興味をもってくれる人がいないと、解釈しようと試みてくれる人がいないと、自分のスピリチュアリティがどうなっているかということに目を向けることすらない。聴いてもらうことによって、スピリチュアリティは覚醒するのです。

聖書の例で考えてみましょう。「マルタとマリア」の話。新約聖書（『ルカによる福音書』十章三八節以下）にある話です。マルタとマリアは姉妹です。イエスが訪問してきたときに、姉のマルタは、おそらく一生懸命、イエスに心地よく過ごしていただこうと努力をしたのでしょう。ところが、妹のマリアはイエスの足許に座って話に聞き入っている。マルタが腹をたてて、「イエスさんうちの妹をみてください、何もしようとしないじゃないですか、少しはなんとかするように言ってください」といった意味のことをいう。そうするとイエスは、「マルタ、マルタ、マリアは大切なほうをやっているのだよ」と言います。「それをとりあげてはいけない」と。ではマリアは何をやっていたのか。私は、マリアはイエスのケアをしていたのだと思います。つまり聞く人がいなければ、話してもしょうがないですから。イエスの足許に座り話に聞き入るマリアがいるから、イエスは教えることができる。傾聴のミニストリーということなのだと思います。座って聴くものがいるから（少なくともそれを想定できるから）、初めて、語る人は考えられるし、課題に直面できる。積極的に聴くこと、（アクティブ・リスニングといいます）によって、より深い自己理解へと援助するができるのです。

## キリスト教的シンボル

さあ、ここからキリスト教的シンボルの話になります。繰り返しになりますが、私は「宗教」は「言語」だと思っています。たまたまこれからは、私の「キリスト教語」でスピリチュアルケアの話をします。しかしスピリチュアルケアの理解を深めるために、これらの話のかわりに、「仏教語」での話をしてもいいし、「イスラーム語」での話をしてもいいのだと思います。しかし、「キリスト教語」が伊藤高章のスピリチュアリティを語るときの母語、マザー・タング（mother tongue）です。これが一番流暢に話せる。実は昔仏教を勉強していたので、仏教語文化圏からの「帰国子女」（笑）なのですが、「仏教語」はずっと使っていなかったので、もう喋れません。

キリスト教は、「超越性」にアプローチするために十分なボキャブラリーとロジックとを、確かに備えています。恐らく仏教も同じように「超越性」への対応に十分な広がりと深まりを持っているのでしょう。しかし、キリスト教はキリスト教として十全な表現力を持っているけれど、その中に閉じこもってモノローグをしているのでは、他者のスピリチュアルケアはできません。他のかたのスピリチュアリティというのは、私のスピリチュアリティと違うわけですから、常に相手のスピリチュアリティはどういうものかを、当人に聴くダイアローグの状況が不可欠です。クリスチャン同士でも状況は同じです。一人一人違うのです。たとえみんな「使徒信条」を唱えていても、です。

ここから特殊キリスト教の話です。勿論、神学よりは胡乱な話。私のスピリチュアルケアについての考えを、キリスト教的シンボルを使って表現すると、次のようになります。

一番目。「インマヌエルである神」という考えが、根本にあります。〈常に神が共におられる〉という意味です。つまり、イエスというのは、病院チャプレンが行く前に患者さんのところにおられると思っています。神やイエスやキリストや真理を、チャプレンが患者さんのところに持っていくのではない。もし神が全知全能で神が本当に痛みに共感する存在であるとしたら、イエスはチャプレンがいくより先に、患者さんの許へ行っておられるはずです。だから〈牧会者より先に病室におられるイエス〉というのが、私がスピリチュアルケアを考えるときの出発点です。チャプレンは何をしにいくかというと、イエスとそのかたとの間でおこなわれている対話、そこでイエスは何をなさっているのだろう、それに対してこのかたはどう応えているのだろう、というのを拝見しにいくのです。クリスチャンの側からすると、患者さんがクリスチャンであろうとなかろうと、そこにイエスがおられる、という発想ですから、そこで何かがすでに起っているわけです。そのかたとともにおられるイエスについて、苦悩の中に居られるかたご自身の言語で語られる物語を聞く、というミニストリー／奉仕／仕事があるはずです。これが私のキリスト教的なスピリチュアルケアの観点の一番目です。

二番目。心理学やカウンセリングをやっているかたは、よくエンパシー（empathy）ということを言います。シンパシーというのは同情。同情というのは巻き込まれてしまうことですね。これに対してエンパシーというのは、距離を保ちながら共感していくこと。私の表現を使えば、共感的に解釈していく仕事です。自分の持っているパターン／構造を見失わないでいるから、解釈という営みが可能なのです。この〈パシー〉というのは〈パッション〉という語と同じ語源です。元気・情熱といった意味もあるかもしれませんが、本来は〈苦しむ〉という意味です。イエスの十字架もパッションで、有名なバッハの受難曲も『パッション』です。エンパシーは、わざわざ一緒に苦しむという意味です。コンパッションという単語も同じです。要は一緒に十字架につくという意味です。ケアの目的は、第三者的立場からもたらされる解決ではなく、苦しんでおられるかたの思いに敢えて載っていくこと。もちろん一緒に苦しむのは、第一義的にはイエスです。このことを通して表現される神の「隣在」が、スピリチュアルケアの第二の観点です。私はこの漢字の使い方が好きなのです。「臨在」は上から降りてくるという意味です。降りて来るという〈動き〉よりも、神が隣に居られるという〈存在〉が、ケアにとって大切でしょう。

それから、これはヴィクトール・フランクルから学んだことですが、極限状態において人間は、「神様、どうしてですか?」と〈問う存在〉から、逆に神様から「お前どうするの? この状態で」と〈問われる存在〉に変えられて行く。神に答える責任（responsibility＝応答性）がでてくるのです。例えば、事故にあって足を切断しなくてはいけないような状況になったとき、「どうしてこんな目に遭うのですか」と、誰にぶつけるかわからない質問を神に向けるわけです。しかし、ともに痛んでいる神、つまりそれに解決を与えてくれるのではなく、自分の思いの丈のままに、ともに痛んでくれる神の臨在に気付くことによって、足を切断した人間としての自分をこれからいかに意味づけしていくかを、隣に居られる神とともに考え、自分で答えを見いだす存在になっていくのです。

三番目。私たちの人生は、普通、生まれてから死ぬまでと考えられています。しかし、キリスト教的にいうと、私たちはしょっちゅう死んでいるのです。このことは洗礼の儀式に典型的に示されています。洗礼は溺れ死の儀式です。本来、後ろから羽交い絞めにされ、水の中にザブンと漬けられ、溺れ死ぬ儀式です。溺れ死んで生き返る、それが洗礼の一番大切なシンボリズムだと思います。キリスト教は、私たちの人生が「小さな死」のくり返しだと主張しているのでしょう。牧会というのは特権的な仕事です。普段あまり教会に関わらない人でも、人生の節目節目にはお声をかけて下さる。「危機」、つまり人生の一つの段階の「死際」にわざわざ招いて頂ける仕事です。牧会者の責務は、過ぎ去ろうとしているもの、もしくは起きてしまったことをしっかり見つめ、失ったものを十分嘆き、新たに与えられたものに感謝する、これらのプロセスを援助すること。このプロセスを典礼的に表現すること。人生のいろいろな場面におけるキリスト教の典礼は、「冠婚」も「葬祭」も、そして主日の聖餐式も含めて、殆ど死と再生の儀式です。ある段階の自分が死に、そのうえで新たな自分として生まれ変わる儀式。キリスト教は、人生は「小さな死」の繰り返しであり「小さな甦り」の繰り返しだ、と考えているのだと思います。そして、それらをとおして、「大きな死」の準備をしているのです。

例えば大きな失望を経験して本当に立ち上がれないような感じをもって、視線が「下を向いて六〇度」みたいな生活をされたことのあるかたもいらっしゃるでしょう。しかし、三カ月程経つと、少しだけ視線が上がってきて、半年経つとなんとなく弱々しい膝で立てるようになり、一年経ってみるとなぜか目線が普通の高さになっている。私たちの心の動きは、さらに複雑です。多くの方は、そこで罪悪感を持たれます。

そういうご自分を責めるのです。大きな喪失では、失ってしまったものに対して固着がとても大きいですから、失ってしまったもの無しの、新しい人生を生きてはいけない、という思いが生じます。具体的な経験をお持ちのかたがいらっしゃるかもしれません。例えば大切なかたを亡くされると、「あの人がいないのに、幸せな私ではいけない」と感じる。しかし不思議なことに、時間が経つと、多くの場合、少しずつ、あの大切な人がいなくても息をしている自分、食べたものがおいしいと思う自分、何かで笑ってしまう自分、を受け入れるようになって来る。「小さな甦り」の経験をすることになります。このように甦れた自分が実感できていると、「まあ身体が死んでもまた甦るかもしれない」という希望が生まれます。「小さな死」をしっかり悲しんで、そこで起る甦りをしっかり味わうことが、「大きな死」への準備になってくるのです。スピリチュアルケアは、このプロセスに寄添う働きです。

このあたりがキリスト教的シンボルを用いての、私自身のスピリチュアルケアのイメージです。この私が、「他者」のスピリチュアリティを理解・解釈しようと共感的・対話的に関わるのが、臨床での営み、ということになります。

## スピリチュアルケア専門職の養成

スピリチュアルケアは、本来、宗教者すべての責任だと思っています。どうしてかといいますと、スピリチュアリティは、日常生活の中で常に養われていなければいけないものだからです。病院・ホスピスに入った時、そこからスピリチュアルなトレーニング、レッスンを一から始めましょうというのは、なかなか大変です。しかし、牧会者養成においてケアの教育というのは、あまりやっていないですね。全ての牧会者にスピリチュアルケアの教育をしなければいけない。例えばアメリカでは、キリスト教の多くの教派が、神学教育の中に臨床牧会教育 Clinical Pastoral Education を取り入れています。つまり病院で三カ月間、フルタイムで、臨床教育の方法で、スピリチュアルケア・トレーニングを経なければ、按手がうけられないのです。

それと同時に専門家もいなくてはいけない。アメリカのスピリチュアルケア専門家養成プログラムは、スタンダードなものが確立されています。最低一年間のフルタイム・プログラムです。そこでは、〈病院で患者さん訪問を重ねるスピリチュアルケア専門職を目指す人自身へのスピリチュアルケア〉をしています。自分がどんなスピリチュアリティを持っているのか、自分は、今抱える自分の困難と「超越性」との関係をどのように理解し、その中にどのような意味を見いだし養われているのか、がわからないと、他の人のケアはできないのです。ですからスピリチュアルケア専門家養成は、徹底して、研修生自身のスピリチュアリティへの関わりをとおして行われます。具体的には患者さんを訪問して揺れている気持ちとか、大きな絶望の中にある患者さんと出会って、引き起こされた感情と向き合うことなどをとおして、スピリチュアルケア専門職を目指す人自身のスピリチュアリティの養いが計られます。ご存知のように、精神分析家になるためには、教育分析というものを受けなくてはいけない。フロイト派の精神分析家になるためには、週五日の教育分析を何年か受けなければいけない、とか、ユング派の分析心理学の場合、週一回数年という感じで、自分自身の精神分析をしてもらわないと、分析家にはなれないのです。スピリチュアルケアをやる人も同じだと思います。スピリチュアルケアをちゃんと受けて初めて、他の人のスピリチュアルケアができるようになる。じゃあ、伊藤はどうなっているのだという質問はしないように（笑）。

二〇〇二―三年度スタンフォード大学病院臨床牧会教育プログラムでは、三人の研修生を失格にしました。最初の学生は、一年ビザをとってやってきた留学生。プログラム開始後一カ月半で、国に帰ってもらいました。恨んでいるだろうなあと思います。熱心なクリスチャンでした。彼は病んでいる患者さんは「ティーチャブル・モーメント」にいるという言い方をしました。つまり一番教えやすい状況にいる人たちだという考え方です。実はこういう感じを持っているかたは少なくないかも知れません。ところが、臨床現場で現実の患者さんたちのウェルフェアを一番に考えた場合、この研修生のような視点は受け入れられません。つまりスピリチュアルケアが伝道の機会だという発想は、日本的な言い方をすると「弱みにつけこむな」という批判の対象になってきます。患者さんの持っておられるスピリチュアリティを尊重し、それにしっかりと耳を傾けることによってスピリチュアルケアは成立します。

病床数約四〇〇のスタンフォード大学病院には、スーパーヴァイザーも含めて、常勤のチャプレンが五人。パートタイムが四人、それから研修生が通常七人、その他ボランティアのチャプレンが約一五〇人います。サンフランシスコ地域で一五〇種類の宗教団体に連絡先を持っている、ということです。これは、世界中の既成宗教の多くに対応できる、ということを意味します。たんに「仏教」というだけではなく、日本の禅宗とか、タイのお坊さんとかいうニーズにも対応できます。ご自分の属する宗教的伝統の専門家によるケアを望まれる方には、できるだけ応えられるようにしています。スピリチュアルケア専門職である病院チャプレンによるケアを希望される方も多くおられます。ポイントは、患者さんご自身のロジックで、そのかたのスピリチュアリティに合った格好で、そのかたが自分の今置かれている場所の意味を考えるお手伝いをするというのがスピリチュアルケアです。

ミシェル・フーコーという哲学者は、「支配」と「権力」について大変深い研究をしました。西欧キリスト教文化の中に、支配される側の人が、自らの中に支配者の価値観を取り込んでしまい、進んで自らを支配者の扱いやすい存在にしてしまう、そんな手の込んだメカニズムが最高度に発達して潜んでいることを、彼は明らかにしました。当人は自由に考え行動しているつもりでも、その「自由」の感覚自体が支配されている状態です。〈キリスト教的に考えることが自由になることである〉、という論理の権力構造を、そしてその構造の中におけるご自分の位置づけを、キリスト教を母語としながらスピリチュアルケアにたずさわるかたは、よくお考えになる必要があると思います。

二番目、三番目の研修生は、トレーニングに馴染まなかった人たちです。つまり自分のスピリチュアルな課題に向き合うだけの成熟さがなかった学生。それから、長い人生経験を経て多くの課題を負っておりながら、それを仲間にケアしてもらうことができなかった人。つまり人に自分の痛みに触れてもらうことを最後まで拒否して逃げ回っていた人です。仲間からのケアを受けながら自分のスピリチュアリティに向き合いつつ、他者のケアにあたる、という微妙なバランスの上に成り立っているのが臨床牧会教育です。そのバランスを欠いた人は、このプログラムには馴染みません。そしてこの専門職にも馴染まないと考えられます。

## 結び

雑駁な話を致しました。現在私は、これまでお話したような感じでスピリチュアリティとかスピリチュアルケアを考えています。現場で、何かの状況の中に立たされたら、これに従ってぱっと動けるかといったら、その時は何か思いついて、違うことをやるのかもしれません。けれども、それをやるとまた後で振り返って、あの時やったことは、自分で言ったこととどういう関係があるのだろうかと悩まなければいけない。でもそれが現実ですね。その場その場で判断していく。その場その場で行動をとっていく以外に、道はないように思います。
　皆さんがご自分の現場でのスピリチュアルケアをなさる時の何かの役に立てばと思っています。どうもありがとうございました。

＊　＊　＊　＊　＊　＊　＊

**司会**　伊藤先生、ありがとうございました。これからしばらくの間、ご質問の時間にしたいと思います。いくつか先生から非常に刺激的なお話をいただいたというふうに、私自身思っております。どのような質問でもけっこうですから、どうぞ手を挙げてください。では谷山先生、どうぞ。

**谷山**　四天王寺国際仏教大学の谷山です。前回ここでお話をさせていただいた者ですけれども、せっかく仏教のほうに触れていただいたので、コメントすべきだと思いました。
　いくつか、細かく言って申し訳ないのですが、まず面白いと思ったのは、「サクラメントとしての聖書という理解は原理主義を回避する道である」とおっしゃいました。まさにその通りであると思います。例えば日蓮などは、経典を絶対視したわけですね。まさに原理主義にいく道だったのだと理解できます。

また、スピリチュアリティのタイプとして、ヴィア・ポジティーバ、ヴィア・ネガティーバという言葉がありましたけれども、確かに禅はまさにヴィア・ネガティーバそのものだと思いますし、禅に限らず瞑想ということ自体がやはりそういったところを非常に重視しているのだろうと思います。自分の体験ということを重視するということだと思います。しかし、仏教の中でも例えば密教になりますと、曼荼羅を描いて一つの世界を、まさにそれは、本当は内的であるものを外的であるかのように装いながら、そこに傾いていく。そういう発想をするわけなので、これはたぶんポジティーバのほうになるのではないかというふうに思いました。

それから、マリアのミニストリー。傾聴のところにありましたけれど、私は聞いていて、本当にこれはケアラーのための、スピリチュアルケア・プロバイダーのためのケアでもあるな、というふうに、大変感動いたしました。

で、ようやく質問なのですが、キリスト教のシンボルというところで、「言語」を語るわけですが、言語のようなものとしての宗教についてなのですが、これはもちろん特定の人物を指すわけではないとは思うのです。けれどもそれを何かの拍子に勘違いをして、自分が語っていることがそのままスピリチュアリティだということになってしまうことがあります。仮にこれを仏教の文脈でいいますと、上人法（ジョウニンホウ）といいまして、大妄語、つまり悟ったわけでもないのに、悟ったふりをしているというふうにとられてしまう可能性があるのです。ですからきっと、もちろんそういった意味でおっしゃったわけではないと思いますけれども、実際に適用していくときには、非常に注意をしていかなければならない、と思いながらも、私はそういう瞬間はあるのではないかなとも、自分の体験の中で思います。私は何を言っているのかと思いながら、何かしゃべっているということが、スピリチュアルケアのなかでやはり何回かありました。それはやはり自分が何かしたというよりは、絶対者、中か外かちょっとわかりませんが、がしたのではないかなということを感じております。……あ、質問になっていないですけれど（笑）……コメントだけ言わせていただきました。

**伊藤**　ありがとうございました。大妄語、大嘘つきですね。僕も嘘つきですが(笑)……。ひとつは、悟っていない人のスピリチュアリティとか、信仰が定かでない人のスピリチュアリティというのがある訳です。それとどう向き合うかというと、一生懸命それをより立派なものにしてあげて、と思うのは、「小さな親切大きなお世話」です。その人が持っていたパターンですから、そのままでいいのだと思います。それがその人が「超越性」と向きあうパターンですから。大学者からみて、中くらいであるとか、まだまだだと思ったとしても、それはそれ。つまりそのかたはそのスピリチュアリティで困難を乗り切っていっていただかなければいけない。可能ならば、そのかたのその状況の中で、無理のない範囲で変化をとげたり成長したり、大転換をとげたりしながら事態に向き合っていって、その場その場のアイデンティティをもっていただく、ということになるのだろう、という気がします。もちろん、傾聴をとおして、その方ご自身が、スピリチュアリティを直視されるようになられ、気づいておられなかったスピリチュアリティが覚醒してくることについては、先生ご自身が多くのご経験をお持ちだと思います。

プロバイダーの側に関していえば、知性理性が語らせるのではなく、ケアの場が、現場に直面してのプロバイダーの持つスピリチュアリティが、語らせてくれるということがあると思います。

どうもありがとうございました。

**谷山**　今そうおっしゃられて気が付いたことなのですが、どうも私たちはスピリチュアリティという言葉そのものの範疇をいろいろなふうに捉えているような気がするのです。ものすごく崇高なものというふうにとらえると、私が今申したような大嘘つきというようなことにもなりますけれど、本当にいろいろな、かなり広いといいますか、上下といってはなんですが、上のほうから下のほうまでいろいろあるというふうに捉えると、今のことはよく理解できると思います。ありがとうございました。

――――今回の先生のお話、特にスピリチュアリティとパーソナリティとを類型的に整理してくださって、私自身の牧会者としての立場といいますか、役割がひとつ整理させていただけたかな、と大変嬉しく思っております。先生のお話の中にスピリチュアリティの不安定というお話がありました。スピリチュアリティというのを「超越性」への応答パターンということで、おそらくそういった「超越性」との正しい関係……、あるいは関係性が閉ざされているという状態がスピリチュアリティの不安定なのかなというふうな感じもしました。そういった中で、牧会者あるいはスピリチュアルケアの方法として傾聴を特に強調されたのですが、最後のＣＰＥのお話などにありましたように、どうしても特にキリスト教の牧師というのはしゃべりすぎというところがあります。ところで、その傾聴ということはとても大切だと思うのですが、最終的に「超越性」へ相手のかたの心が開かれていくようにするためには、やはりどこかしら、ケアをするものがそういう「超越性」を指し示すことが必要ではないかと感じたのです。先程いろいろなシンボルというお話がありましたけれど、ケアするものがそういう超越者、あるいは「超越性」というものを指し示すことができるシンボルになっていかなければいけないのかなという感じがちょっとしたのですが、もしそのあたりでアドバイスとかあれば。

**伊藤**　最初にお話くださった「不安定」に関してなのですが、一つはパーソナリティの場合もそうですが、「不安定」というのは一概に悪いことだとはいえない。だからそういう意味でいうと、「超越性」に向かって閉じている状態、というふうにはあまり考えていないのです。あるパターンでやってきたのが、何かのきっかけでそのパターンではやっていけなくなる状態が、きっと「不安定」なのです。心理学でいうクライシスと同じかもしれません。クライシスというのはチャンスなのです。今までのではだめになったから、じゃあどうしなければいけないかを考える、再構築・自己改革の機会です。その人なりの、その人のレディネス readiness、教育学の言葉ですね、準備状況にしたがって、落ち着きどころが決まってくるのだと思います。だから一方では刺激を、クライシスを引き起こしてあげるということも、時には必要かもしれません。パーソナリティ・ワークショップみたいなところは、かなりチャレンジングにパーソナリティを揺さぶるということをとおして、次の均衡状態で安定することを期待するわけです。

ホスピスなどの状況は別にして、恒常的な牧会状況でしたら、ある意味で「御言葉を語る……」、説教するということ自体が持っているチャレンジングな機能があるのではないでしょうか。それはスピリチュアリティの揺さぶりなのだと思います。牧会者が、ある程度安定したスタンスで語っていることが、ある周波数の刺激を与えることになるでしょうし、その会衆はその周波数の刺激の中である落ち着きを徐々に発見して行く、ということがあると思います。だからどんな刺激を与えるかということで落ち着きどころが決まってきます。ただそれが、ここで落ち着きなさいという示し方でできるかというと、きっとそれはできないのだろうと思います。やはり受けるほうの格好が一人一人違いますから。一人の牧師によって御言葉が語られ、ともに礼拝をするという共通の環境においても、結果としてもやはりバラエティは残るし、そちらのほうが健全だと思います。それはもともとの人が違うから、賜物が違うからということなのです。

ですから、指し示すということに関して、私はあまりいい答えは持っていませんけれども、チャレンジはできるだろう、揺さぶりはかけられるだろう、というふうには思っています。

――お聞きしたいのは、スピリチュアリティは個別宗教という形で表現されるというところです。まさにそうだと思うのです。私もプロテスタントの信者ですから、私はこういうふうに捉えて、こう信じているという話にどうしてもなってしまう。何がその人にとって良いか本当にわからなくて、どの宗教がその人に一番マッチするかもわからなくて、そういう謙虚さは持たなければいけないと思っているのですけれど、ちょっと本題からそれそうですが、例えばある特定宗教、それが一番マッチしたというかたにとって、信者になるということでその後教団が財産を全部ごそっというかんじです。例えばそういうケースについては、それはちょっと、というような介入はできるかどうか、これは本題からそれていると思いますけれど。そういう教団が一番マッチしているなんていうかたには、どんなアプローチができるのかな、ということを、ちょっと教えていただけますでしょうか。

**伊藤**　窪寺先生がお創りの、ある意味で日本のスピリチュアルケアをやっているものたちの共通財産になっている、三つの輪の図があります。宗教とスピリチュアリティは、完全には重なり合わないのです。私のイメージの中でも、具体的な宗教の発展はスピリチュアリティとは別。つまり、実際の宗教にはいろいろついてくるわけです、私に言わせれば、いらないものが。人間は、スピリチュアリティを表現するために宗教の営みを始めますけれど、マックス・ウェーバーが「カリスマの日常化」という分析で示したように、人間の組織はどんな理想、どんな目的のためにできたとしても、動き出したらその独自の論理で走るのです。つまり宗教組織というものが持っている一つのダイナミックスがあって、それで増殖していきますから、たとえ出発点がスピリチュアリティの表現だったとしても、そこの段階に留まっていません。そんなのは三日経てばもう次の段階に進んでいって、お金のことが絡んでいったり、権力のことが絡んでいったりするようなことが当然あると思います。このような宗教の側面は、きわめて人間的です。今日私が使ったような「胡乱」とは無関係です。組織化された宗教に頼ってはいけない。自分の母語である宗教は重要なのですが、そういう意味でも、そこに留まらず、スピリチュアリティそのものの養いをしていくことが大切です。ある意味で余計なものと、「超越性」の表現としての宗教との区別が自分の中でできるようになっておくということが必要なのではないかという気がしています。

こんなことを言うから、既成宗教の側からすると、スピリチュアリティに根差して生きようとする人間は胡乱な存在なのでしょう。

――最後の方にちょっと言われた、このＣＰＥの失格者のところを大変興味深くお聞きしました。

ティーチャブル・モーメントにおける伝道活動したもの、それに対する、それは良くないのではないか、という視点。私もそう考えていたのです。そういう場ではない、という考えをもっていたのです。しかし実際、ホスピスの中でそのような伝道をしていって、例えば信仰を持ったとしますね。そして安らかに死んでいったとしたら、それは大変な美談として扱われる現状があるわけです。しかし、それは、さっき伊藤先生がいわれた「弱みにつけ込む」ところがあるのではないかなと思い、その間で葛藤がありました。あるプログラムにいったときに、そこのシスターが、「弱い立場にあるキリスト教の素地のある人に、私は伝道していく」というようなことを言っているのを聞いて、僕はそれがすごく納得がいかなかったのです。そのプログラムの中ではそれ以上にこの問題に触れられなかったので、伊藤先生のお話を少し聞きたいと思います。

**伊藤**　まさに今おっしゃったような現場での悩み、臨床での困難さがあるからこそ、スーパーヴィジョンというものが必要なのだと思います。スーパーヴィジョンというのは別に研修生だけが受けるわけではなくて、継続教育というかっこうで、認定を受けたチャプレンも常に受けるべきものです。例えばスタンフォードでは、スーパーヴァイザーは月に一回、地域のスーパーヴァイザー仲間でグループワークをします。自分のケースを出して、さんざんやられて、もう立ち上がれないくらい。それなのに午後のセッションにいって、自分の研修生に向かって「あなたのやっていることはよく分からない」などとやるわけです(笑)。そうすると、日頃優れた教育を受けている研修生のほうも負けてはいない。「先生、そのいらだちは、本当は私に向けられるべきものではないでしょう」(笑)とかいって切り返してきたりする。そういうダイナミックな中でしか、人のケアは成り立たないと思います。ある人が一人でタスク、自分の責任を抱えてどこかに行ってなにかやるというので成り立つケアというのは、聖人にはできるかも知れない。けれども凡人にはできません。私たち凡人は、チームの一員であるから役が負えるのです。そこで、ある営みが「弱みにつけ込む」伝道であったかどうか、それが本当にその患者さんの為になったのかならなかったのか、というのは、ケースとして検証していかなければいけません。自分と同じ仕事をしている人、もしくはスーパーヴァイザー、それからドクターでもいいし、ナースでもいいし、ソーシャル・ワーカーでもいい。そういう人たちとの話し合いの中で、「本当にあの人の支えになった」とみんなが認めてくれるのだったら、それは頑張ってやればいいと思います。けれども、「おいおい、それはないだろう」という反応が、例えば臨床心理士から返ってくるかもしれない。そうしたら、そこで自分がやったのは何だったのだろうか、その背後に動いていた〈自分の欲求〉は何だったのだろうか、と振り返ってみて、今度は自分の養いとし、次の一手を考える時の参考にしていけばいいと思います。大切なのは、チームの一員として働くこと、そして、率直なフィードバックが可能なチームの雰囲気を作ることです。ご質問に一元的な解答はないと思いますけれど、チームで動いているときには、落ち着きどころは必然的にでてくるのではないかと思います。

（関西学院大学・図書館ホール）二〇〇三年一二月一六日

# スピリチュアリティの現在 ――人間学の立場から

窪寺俊之

**司会**　今日は窪寺俊之先生に「スピリチュアリティの現在」という題でお話いただきます。

私たちは、「スピリチュアリティと宗教」という主題を掲げて、時代を理解するための鍵となっている「スピリチュアリティ」という言葉を軸にしながら、今日の宗教をめぐる問題を考えていこうということで、研究プロジェクトとして発足させております。このプロジェクトをどのような方向で展開してゆくか相談していく中で、本年度は、現在、たいへん関心を集めているスピリチュアルなケアという問題圏からはいっていくのが勉強になるのではないかということで、この連続講演会を企画いたしました。

すでに、谷山洋三先生に仏教の立場から、そして伊藤高章先生にはキリスト教からの立場からスピリチュアルケアをめぐる諸問題についてご講演いただきました。本日は、このプロジェクトの研究代表者でもある窪寺俊之先生に、これまでの二つの講演から学びました事柄を想起しながら、それを総括する形で人間学の立場からお話いただきます。ご講演では、スピリチュアリティ概念なり、それが抱えているさまざまな問題、またその芳醇さ、豊かさというものについてお話していただけると聞いております。

窪寺先生は、関西学院大学神学部で実践神学、とりわけ牧会カウンセリングを専門領域として研究・教育に携わっておられます。先生の講義は、淀川キリスト教病院でチャプレンとしてご経験に基づいた生きとしたもので学生に大変好評であると聞いております。そのような先生のお話を伺える良い機会として本日の講演を楽しみにしております。

では窪寺先生、よろしくお願いいたします。

## 演題の扱い方

**窪寺**　このような機会を与えていただきまして、大変嬉しく思っております。今日の話は、「スピリチュアリティの現在」という題をつけておりますので、最初にこの題について少しだけお話をさせていただきたいと思います。

実はこの「スピリチュアリティの現在」の扱い方には、三つの方法があると考えられます。第一のことは、スピリチュアリティの現在というその「現在」のところに強調点を置いた扱い方です。これは、歴史的な変遷の中で「スピリチュアリティ」の歴史的研究です。二番目の扱い方は、「スピリチュアリティの」の「の」のところに強調点がある扱い方ですが、これは現在の「スピリチュアリティの研究」がどんな状況の中で行われているか諸々の研究の様子を提示するものです。つまり研究者たちの関心事が現在どのへんにあって、どんなことが問題意識の中で扱われているのかということです。三番目の扱い方は、色々の研究法がある中でスピリチュアリティについてどんなことがわかってきたのか、その内容について扱うというやり方だと思います。私は今日、二番目と三番目の扱い方をしていこうと思っております。ですから、スピリチュアリティの歴史的変遷は詳しく扱いません。現在どのような状況で研究者たち、あるいはこれに関わる人たちが関心をもっていて、そしてまたそこから分かってきたことを少しご紹介させていただこうと思っています。

## 演題の内容

今日の講演の内容は大きく四つの部分から成っています。まずその説明をいたします。

最近『スピリチュアリティの現在』（人文書院、二〇〇三年一〇月）という本が発行されました。これは湯浅泰雄さんという日本思想だとか倫理学の研究者が中心になさって出したものです。副題は「宗教・倫理・心理の観点」と書いてありまして、帯には「癒し、ホスピス、安楽死、脳死、臓器移植、代替医療、etc.」と書いてあります。更に「二一世紀の人間理解に欠かせないスピリチュアリティ（霊性）への視点」と書かれています。最初にこの本の内容を少しご紹介をさせていただいて、今日の私の講演に続けていきたいと思います。そして二番目にはこの「スピリチュアリティ」の新たな関心、今どんなところからこの問題の研究が進められているかということをお話します。三番目は特に医療の中での「スピリチュアリティ」の問題について、どんな研究があるかをお話しします。そして四番目、最後ですが、「人間らしさ」とか「自分らしさ」への問いとしての「スピリチュアリティ」という結論にお話をもっていきたいと思っています。

まず最初に先程の『スピリチュアリティの現在』について述べます。この本の著者が九名おります。そ

表１　スピリチュアリティの現在　宗教・倫理・心理の観点

（人文書院、2003.10）

| | | | |
|---|---|---|---|
| 湯浅泰雄 | 日本思想・倫理・宗教科学 | 1925 | 79歳 |
| 永見勇 | 宗教哲学・宗教社会学 | 1941 | 63歳 |
| 島薗進 | 宗教学・比較宗教運動・死生学 | 1948 | 56歳 |
| 葛西賢太 | 宗教心理学・宗教社会学 | 1966 | 38歳 |
| 大宮司信 | 精神医学・精神病理学 | 1944 | 60歳 |
| 村田和香 | 作業療法学 | 1963 | 41歳 |
| 渡辺学 | 宗教学・心理学思想 | 1956 | 48歳 |
| 岡野治子 | 比較宗教学・倫理学 | 1941 | 63歳 |
| 宇都宮輝夫 | 宗教社会学・キリスト教学 | 1950 | 54歳 |

の方がたのご紹介をします。この本の編者は湯浅泰雄さんで、この方はここに書いてありますように、七九歳で日本思想史や倫理に関する著書がたくさんあります。それから永見勇さんという方は宗教哲学、あるいはキリスト教の領域におられる方です。それから今非常によく執筆活動をなさっている島薗進さん ですね。この方は宗教学です。それから葛西賢太さんという方は、一番若い方で、三八歳ですが、宗教心理学だとか宗教社会学の専門家です。それから大宮司信さんという方は、北海道大学の先生ですけれども、精神医学をなさっています。それから村田和香さんという方は作業療法士です。渡辺学さんという方は、この方もよくご存知だと思いますが、宗教学、心理学思想の研究家です。それから宇都宮輝夫さんですが、キリスト教学とか宗教社会学の専門家です。年齢を平均しますと五五歳になっております。このことは、この書物が扱っているテーマが新しいと同時に、それぞれの研究者の研究成果が、しっかりとまとめられた書物だということです。私はそう理解しております。

この本を読んでみますと、次のようなことがわかってまいります。

「スピリチュアリティ」という言葉が包摂する領域が拡大してきているということです。「スピリチュアリティ」への関心は伝統的な宗教、仏教とかキリスト教とかイスラム教はもちろん、あるいは擬似宗教も関心をもっています。更に精神医学も関心をもっています。憑依型の感応精神病、精神病の中で何か乗り移ったような状況の中で、恍惚状態の中で、何かをしゃべるとか、あるいは神の声を聞くとかいう現象があります。そういうことに関わっている精神科医もこのスピリチュアリティに関心を持っておられるわけですね。あるいはユングの心理学をなさる方もそうです。あるいはニューエイジの方がたもそうです。あるいは癒し系といわれるような音楽や小説や絵画など、そういうものもスピリチュアリティに関心を持ってきておられます。それからバーチャル・リアリティとか仮想現実のようないわゆる日常から非日常へシフトするような、そういうところにも、このスピリチュアリティという問題がかかわってきています。つまり伝統的な宗教の枠の中から「スピリチュアリティ」という言葉は非常に広い領域の中で使われてきているということになります。

この書物をお読みいただきますとわかりますが、宗教学のテーマから、むしろ医学だとか、医療だとか、経済学だとか、人間学だとか、文化とか平和の問題へと、スピリチュアリティの関心が広がっているということがわかります。

実はあまりにも言葉が広まりすぎているために、これを少し整理しなくてはならないという動きが出ております。これが表2に書いてありますスピリチュアリティの含まれる四つの領域と一八の項目ということで、この葛西さんがまとめたものです。これはもともとは田崎美弥子東京理科大学助教授のものを、少

表２　スピリチュアリティの含まれる４領域と18項目
（葛西賢太）

| | |
|---|---|
| 第一領域<br>人間関係 | 1.見返りを期待しないで他者に親切にすること<br>2.他者を受容すること<br>3.他者を許すこと |
| 第二領域<br>生きていく上での規範 | 4.生きていく上での規範<br>5.自由に信仰すること<br>6.信仰を持つこと |
| 第三領域<br>超越 | 7.希望／楽観主義<br>8.畏敬の念<br>9.内的な強さ<br>10.人生を自分でコントロールすること<br>11.心の平静を保つこと<br>12.人生の意味<br>13.絶対的存在との連帯感<br>14.統合性・一体感<br>15.物に執着しないこと／物に愛着を持つこと<br>16.死と死にゆくこと<br>17.無償の愛 |
| 第四領域<br>特定の宗教を持つこと | 18.特定の宗教をもつこと |

し直したものですが、こういう形でスピリチュアリティというものを分類化できるのではないかというひとつのモデルです。第一の領域が、人間関係で見返りを期待しないで他者に親切にすること、他者を許すことなどがひとつのスピリチュアリティとしてグルーピングできるのではないかというわけですね。それから二番目の領域としては、生きていく上での規範としてのスピリチュアリティ。例えば、信仰をもつことなどです。生きていく上での規範ですね。第三番目の領域というのは超越ということで、まとめることができるのではないか。希望、楽観主義、畏敬の念、内的な強さ、人生の意味、絶対的存在との連帯感などが含まれます。もう一つは四番目としては、宗教という枠組みのなかでスピリチュアリティをみることができると考えておられます。先程申しましたように、「スピリ

チュアリティ」が広い領域で使用されることで、この言葉を理解する枠組みが必要になりました。ですから、こういうグルーピングはどうしても必要であると考えます。葛西さんのものがいいというわけではなくて、私たちも何らかの形でグルーピングしなければ意味が把握できない状況に今立たされてきているのではないかというふうに思います。

「スピリチュアリティの座標」というこの図1は、窪寺が考えているスピリチュアリティの現在を示すもので、水平線は「スピリチュアリティ」の広がりを示すもので、今日、この水平の幅がどんどん広がってきたということを示すものです。この図のように横の水平線にはいろいろなものが関わっております。縦の線は垂直の線で、霊性の高さとか神との交わりとか、あるいは魂の深みを示すものです。このような理解の仕方をしますと今までのようにキリスト教とか仏教とかという枠組みを超えたところでスピリチュアリティを考えることが出来ます。超越的なものとの交わりとか、あるいは魂をほんとうに揺り動かすものであれば、それも「スピリチュアリティ」の座標の中に加えられていく、そういう時代になってきているのではないかと思います。これがこの「スピリチュアリティの座標(図1)」が私たちに指し示していることです。

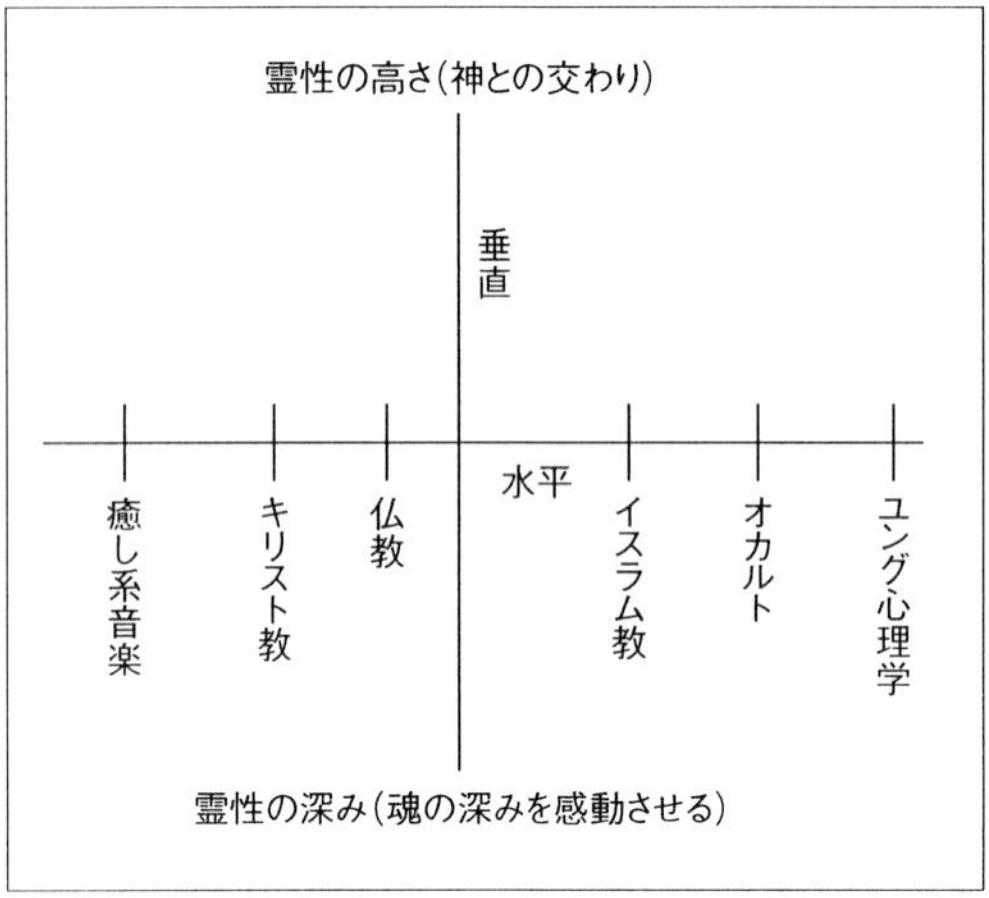

図1　スピリチュアリティの座標

　先程の『スピリチュアリティの現在』という書物がもつ

意味は「スピリチュアリティ」をどのように私たちが現在把握していけばいいのかということを、問題提起をしているのではないかというふうに思います。私の理解でいいますと、先程著者たちをご紹介いたしましたけれど、宗教学者、宗教社会学者、哲学者、精神科医、神学者などが加わっていますから、広い領域におられる方がたのコンセンサスとしてスピリチュアリティの現在が非常によくまとめられていると考えます。

## スピリチュアリティへの新たな関心

今日の講演の第二番目のテーマなのです。「スピリチュアリティへの新たな関心」がなぜこのように大きな関心事になってきたのかということの、背景になるものです。第一番目の理由は競争だとか利潤など、つまり人間疎外の社会の中で人間が人間性を回復したいという、そういう思いが、やはり私たちの社会の中には根底に非常に強くあるのではないか。そのことがスピリチュアリティへの関心を引き出した理由であると考えます。

二番目の理由は、心理学あるいは社会学、精神医学などが大変発達したけれども、それでもなお捉えられない人間性の深みがあるのではないかという疑問を持っているということです。こういう思いがこの「スピリチュアリティ」への関心を起こさせたのです。宗教なき時代に欠けた聖なるもの、あるいは永遠なるものへの関心というもの、具体的に言えば、生きる意味とか目的の喪失というものが時代の背景の中にあって、「スピリチュアリティ」への関心が高くなったのです。結論的に言えば、スピリチュアリティへの関心は、「人間性の回復への叫び」であると、私自身は思っております。

## スピリチュアリティへの関心の発端

スピリチュアリティへの関心の発端になった事柄が三つあります。一、キュブラー・ロス『死ぬ瞬間』（一九六八年）の出版、二、シシリー・ソンダースによる「ホスピスの開設」（一九六七年）、三、ＷＨＯの健康の概念の改訂です。三番目のものからお話しします。三番目はＷＨＯの健康の概念を改正しようということが、ＷＨＯの執行理事会で議論されました。この改正議論が「スピリチュアリティ」への関心を喚起したと思います。これは一九九八年です。実はもっと前から、一九八〇年代からすでにこの問題は議論されてきたようですが、この執行理事会というところで議論されて、総会に提案しようということになったようです。一九九九年の総会に出ましたが、そこでは採択されなかったわけです。どういうことが問題になったかというと、健康の概念が肉体的に病気ではないということだけではなくて、精神的にも健康でなければならないということです。それに加えて、スピリチュアル・ウェルビーイング（霊的な健全性）ということを、その健康の概念の中に加えたらどうかという提案がおきたわけです。この案が一九九八年の執行理事会で通りまして、それを総会にあげたわけですが、総会では採択されませんでした。その理由は、スピリチュアル・ウェルビーイングというのは、まだ時期尚早といいますか、現在の概念で充分ではないかということで、採択されなかったようです。けれども、このことは大きな問題を巻き起こし世界全体に「スピリチュアリティ」への関心を喚起した事件だと思います。

第一番目は、医療の世界の中では、この宗教的問題が問題になっておりました。それは、一九六八年、キュブラー・ロスの『死ぬ瞬間』という本が出まして、この中で、キュブラー・ロスは死に行く人たちが神への問いをもっている事実を見つけ出したのです。死のプロセスの中では、神への問いをもつということです。

第二番目は一九六七年に現代的なホスピスの第一号が英国で創設されました。セント・クリストファー・ホスピスと呼ばれていますが、創設者はシシリー・ソンダース医師で、彼女は肉体的苦痛の緩和はもちろんのこと、スピリチュアル・ペインの緩和の重要性を言ったことです。この辺の経緯は皆さん方よくご存知のところです。

問題はこういうふうにして健康という領域の中にこのスピリチュアリティということが関心が移ってきたということです。つまり宗教という枠で考えられていた「スピリチュアリティ」というもの、場合によってはそれは宗教心とか精神性とか内面性とか実存性とかというふうに訳されてきておりますが、そういういわゆる宗教の世界にあった言葉が、むしろその領域から外の領域にいる人たちの強い関心事になってきたということです。

### 危機の中でのスピリチュアリティの問題

「スピリチュアリティ」という宗教用語が医療の中にはいってきて、ケアという言葉と一緒になって新しい視点から見直す必要性が出たということです。この事態によって「スピリチュアリティ」自体が再度問い直されました。また、「ケア」という概念が入って来て、問題は複雑になりました。

これを少し説明しますと、死という危機状況にある人間の苦痛を緩和しなければならない状況が医療の中で出てきたわけです。いわゆる末期ガンの患者さんは、もう治らない。現在のどんな医療でもどうすることもできないような痛みをもっている。その方がたが訴える叫び、例えば「なぜ私はこんな病気にならなければならなかったのだろう」というような叫びに対してケアをすることが求められるようになりました。なぜ死ぬとわかっているのに、苦しみだけの人生を生きなければならないのかという訴えをなさるわけです。その問題に対して、対応しなくてはならなくなったのです。それまでの治療を中心とする医学はなんの答えも持っていません。治療中心の今までの医療では、魂の痛みに対しては、関わってきませんでした。今日ガンで亡くなる方が死亡者の約三分の一になりました。そうして一年に三三万人ぐらいです。亡くなる人の二七パーセント、つまり約三分の一の方がガンで亡くなっている。そういう方がたが、なぜ私がこの病気で亡くならなければならないのかと訴えるわけです。そのときに医療者に答えがないということです。答えがない問題を今までは見過ごしてきたという状況があります。しかし、三分の一の方がたがそういう病気でなくなり、なおかつ高齢者が慢性疾患をかかえて何年も病床で生活しなければならないというときに、それを無視をすることはできないような状況になっています。そうするとそういうつまり不条理の問題、苦難の問題に対して、何とか答えを用意しなければならないということから、スピリチュアルケアの重要性が生まれてきました。つまり死という危機状況にある人間の苦痛の緩和をしなければならない。そこで問題になってきたのは、「人間らしさ」とか「その人らしさ」ということをどう確保していくのかというテーマです。そこでケアという視点がはいってきたわけです。治療不可能なかたへのケアという必要性がそこから生まれてきました。

## 再び「スピリチュアリティ」とは何かを問う

次に、どういうことが問題になってきたかといいますと、ここで再び「スピリチュアリティとは何か」、問われてきたわけです。つまり今までのように宗教の中で「スピリチュアリティ」が考えられていたときには、ある意味でのコンセンサスみたいな共通した理解があったのですが、今度はそうではなくて、宗教を持たない人たちがたくさんいる中で、スピリチュアリティとは何なのかということが、問われなければならない状況になってきました。もうひとつはケアということを含めて、「スピリチュアルケア」とは何なのか、どういうことをするのか。宗教学だとか心理学だとか精神医学等で「スピリチュアリティ」とか「こころ」とか「精神」とかいう言葉がありますけれど、それぞれがどういうことを具体的にいうのか。そういうことがここで定義をはっきりしなければならないという必要性に迫られてきました。ところが今までやってきました学問では、必ずしもぴったりとするものがないのです。単純に横滑りの形で応用できないわけです。そこでその問題をどういうふうにして解決するのかということで、いろいろな人たちが参加することになりました。

## 医療の中でのスピリチュアリティの研究

医療の中での「スピリチュアルケア」を問う研究が出てまいりました。それはひとつはシシリー・ソンダース医師のものです。

シシリー・ソンダースは、臨床的経験からスピリチュアルな痛みを三つに分類しております。第一は失敗とか後悔の念、あるいは自責の念、罪の感情などに関わってくる問題だと述べています。第二番目の問題は、存在の価値の喪失です。第三番目は、人生の目標の喪失です。これらの問題は人間存在に関わる基本的なテーマで、哲学的、実存的な問題であるとしています。ソンダースはスピリチュアル・ペインは同時に宗教とも深く関わるものであるとしています。宗教的問題でもあるので、これらの問題の緩和にはチャプレンとか僧侶とか牧師の援助を得ることを、彼女は勧めております。それからＷＨＯの専門委員会のテクニカル・レポートというのがあります。医師、看護師、哲学者たちが、医療の中での「スピリチュアリティ」とか「スピリチュアルケア」ということを考え始めました。

あるいは「死と死別に関する国際作業委員会」というところの世界的な共同研究が始まってまいりました。そのほかに、トワイクロスという最初のホスピスに関わった医師も「スピリチュアルケア」の重要性を指摘しています。それから、リンダ・カルペニートという看護師は、『看護診断マニュアル』という一一三〇頁にもなる分厚い本を出版しています。これは日本でも翻訳されております。この中では霊的苦悩（Spiritual distress）という言葉を使っていますが、一七ページほどの頁を使ってスピリチュアル・ペインについて語っております。その説明によると、第一は末期ガン患者の霊的苦悩を、生きる意味を与える信念、あるいは価値システムが危機に陥っているというふうに理解しております。第二番目の特徴は、霊的苦悩を必ずしも宗教的苦悩と結びつけておりません。むしろ精神力だとか希望、生きる意味、そういう価値システムと考えていますから、そうなれば少し宗教だけの概念ということよりも、もう少し哲学的といいますか、そういう枠組みの中でこの「スピリチュアリティ」を考えようというふうにみていきます。

## 死と死別に関する国際作業委員会

「死と死別に関する国際作業委員会」の見解について少し説明します。一九九九年ですが、アメリカ、カナダ、英国、それから日本からも医師とか看護師とか聖職者などが集まりまして、スピリチュアリティの研究をしています。スピリチュアリティの理解の中核は根源的で深い意味で、人間が人間であることと関わると書いております。第二の特徴としては、「スピリチュアリティ」の特徴としては、超越的なもの、それからインスピレーショナルなもの、それから実存的（existential）なものというふうに書いておりまして、超越的あるいは人間は人間を超えたものに望みをおいていく、希求している存在であるというふうに見ています。第三番目の特徴としては、人間が死に直面したときに、スピリチュアリティの探求は最高に達すると述べています。つまり、この危機というものが、スピリチュアリティを覚醒するといいますか、触発するのだということを、この言葉の中から読み取ることができると思います。こういう研究が少しずつできてきています。

## 世界保健機関の概念

世界保健機関（ＷＨＯ）の専門委員会がやはり「スピリチュアリティ」について発表しておりまして、第一はここではスピリチュアリティと宗教的ということを別個のものとして考えております。第二はスピリチュアルなものを transcend sensory phenomena と書いてありまして、超感覚的なものだというふうに書いていますし、機能的なものとして解釈しているように、私には読むことができます。それから第三番目の特徴として、この委員会の規定では「スピリチュアリティ」を人が生きるときの根拠を与えるものとしてみていまして、スピリチュアルな側面は意味や目的を求める中に観察できるというふうに見ています。そうしますと、生きていくために必要となる人生の目的や意味を求める対象を宗教だとか哲学、思想というのはもちろんのこと、音楽だとか芸術、自然とか、あるいは人間の感情とか仕事への生きがいなど、そういうふうに非常に枠の広いものとして、「スピリチュアリティ」を理解していると思います。そのように実はスピリチュアリティというものが、非常に広い枠の中で今考えられてきています。

## 危機とスピリチュアリティ

次に、医療の中でのスピリチュアリティの問題にはいりたいと思います。医療の中でスピリチュアリティの問題が出ている一つの特徴は、それは危機状況の中にある人の心・魂の問題が扱われていると言えます。この点は先にふれたようにスピリチュアリティが個人の信仰深さとして扱われたのとは大きな相違があります。宗教という枠組みの中でスピリチュアリティが考えられていたときは、危機というようなものとのかかわりは、少なかったのです。おそらく医療という領域の中でスピリチュアリティを考え始めたときに、この危機（クライシス）ということがひとつスピリチュアリティと深く関わっているという視点がみえてきたのです。

## 危機とは何か

「危機」とは何か。それは人間「存在の基盤」とか、あるいは「価値観」とか「存在の枠組み」とか「生の意味」とか「目的」が壊れてしまって、その人の存在を支えきれなった状況だと思います。そうするとその危機的な状況の中で、崩壊とか消滅とかを経験します。有限性が崩れていく、そういうなかで何を求めるかというと、存続したいとか、あるいは無限というものへの希望といいますか、望みへの願望が触発されていく。つまり危機ということの中に、「スピリチュアリティと医療」との関係が生まれてくる訳です。

またその中で見えてくるのは、崩壊していく、自分の人生を支えているものを必要とするということです。崩壊していく人生の土台を経験する中で、なんとか自分の存在を存続させる、あるいは価値付ける、意味付ける、そういうものをどこかに探さなければならないという状況に立たされる。それがスピリチュアリティというものを触発し、覚醒するのではないか。そこから絶対的なもの、あるいは無限なもの、あるいは永遠的なものへの希求というものが起ってくる。別の言い方をすれば、神とか仏、あるいは自然の大きさ、大きなもの、あるいは愛、あるいは共同体というものへの関心が生まれてくるのです。

## 医療の中でのスピリチュアリティ

つまり医療の中で、スピリチュアリティとかスピリチュアルケアを問うということは、それまでの問題の仕方とは大きな違いがあります。今までは「スピリチュアリティ」というものを抽象的な思索、あるいは宗教だとか哲学等の枠組みの中で扱って来ました。ところが今問題なのは、医学だとか医療の中でスピリチュアリティやスピリチュアル・ペインを問題にするようになったのです。スピリチュアリティの新たな展開の道を開いたのです。そしてまたケアというもの、援助というものが、そこに加わることによって、では私たちがそのスピリチュアリティというか、スピリチュアル・ペインといいますか、痛みというものにどう関わるかということを私たちが考えなければならないような状況に立たされてきたということではないかと思います。スピリチュアルケアを宗教の枠から解放して、つまり個人の信仰体系の中にあったものを、もう少し人間学的な問題、人間一般の人生観だとか生きる土台だとか、価値体系として理解することで、人間学的土俵の上で、スピリチュアリティを考えることが出来るような状況に立たされてきているのではないかというふうに思います。

## スピリチュアリティの木

これは「スピリチュアリティの木」なのです（図2）。二本木が立っているのですが、その一番太い木は伝統的に私たちがもってきた宗教です。つまりスピリチュアリティという土壌がありまして、そこから宗教が芽を出してきた。そこで問題になってきたのは、スピリチュアルな生活というのはどういうことなのかということです。それは宗教の一つの枝としてキリスト教というものが出てきている。右にはいろいろな宗教がたくさんあって、それぞれのスピリチュアリティというものがある。現在問題になっているのは、スピリチュアリティと医療が大きくクローズアップされています。宗教という木の中から「スピリチュアリティ」という枝が出て広がって、医療と関わっていると言えます。

この図から明らかになることは、医療の中のスピリチュアリティを研究することで、結果的にはスピリチュアリティの本質を明らかにすることができるということです。つまり私たちが今、特に関心を持っております医療の中でのスピリチュアリティは、確かに小さな枝なのですが、それをもう一回根に向かって研究することによって、スピリチュアリティの大きな本質が少しはっきりと見えてくるのではないかと思います。

それから、もう一つ右側の木ですが、これは非宗教的なスピリチュアリティの木でして、根っこでは繋がっていると思います。どこかで繋がっていて、ただ出てきた芽は見える様相や形態は違うのですが、共通したものがあると考えます。宗教のスピリチュアリティと非宗教的なスピリチュアリティもどこかでは

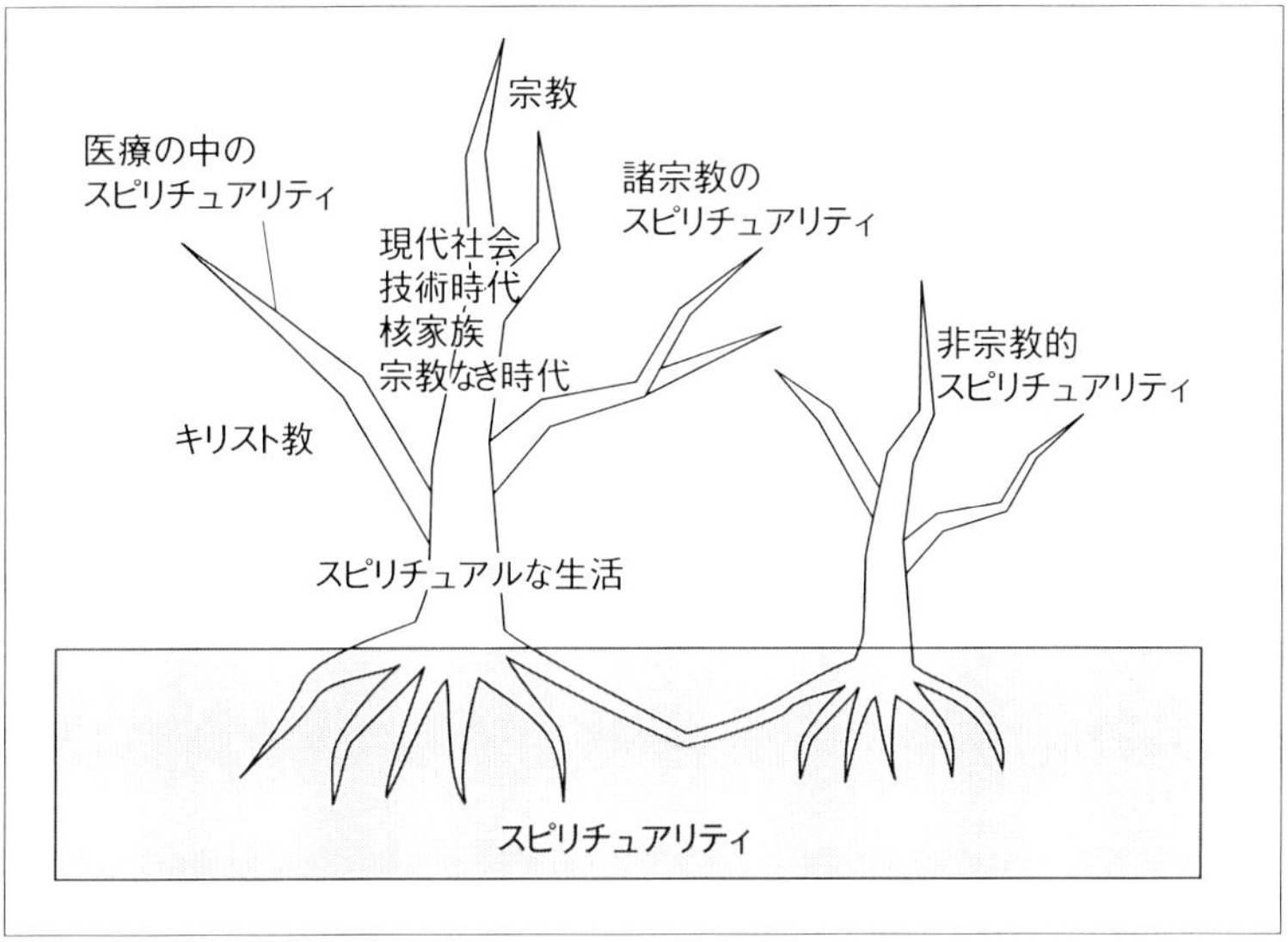

図2　スピリチュアリティの木

結び合うものかも知れません。それはあまり遠いところにないのではないかという予想を、私自身はもっております。以上が「スピリチュアリティ」と医療の関係です。

## スピリチュアリティを問う理由

ところで、つまり医療の中で「スピリチュアリティ」やスピリチュアルケアを問う理由はなんでしょうか。それは、スピリチュアリティが人間の本質に関わり、「人間が人間である」とか、「その人らしく生きる」ための根拠になっているからです。そこでスピリチュアルケアは医療や福祉では非常に重要なテーマになり、かつそのことを医療の中では保障していかなければならない事態に立ち到ったのです。ですからスピリチュアリティの研究は、私の理解で言えば、「人間が人間である」ための根源的な問いだと思っています。全人的医療の重視が言われています。それは患者さんが納得できる人生を生きるための援助であり、あるいは他者との関係を重視し、かつ実存性とを大切にする医療だと考えます。

「人間らしさ」や「自分らしさ」を保障するものとしてのスピリチュアリティということを私は考えております。スピリチュアリティの本質は、「私のアイデンティティ」つまり、「私が私である」ことを支えるものではないか。そして超越との関係性、つまり超越者と私との関係を大切にすること、それが、「スピリチュアリティ」であり、スピリチュアルケアの本質だと思っています。

スピリチュアリティと宗教性、精神性が、非常に近い概念だと思うのです。「心理学」(psychology)、メンタル・ケア(mental care)と、このスピリチュアルケア(spiritual care)が、どこが違うのかというと、スピリチュアリティには超越性との関係が重要な要因になっている点だと思っています。日常性を越えた要因があるから、「スピリチュアル」になるのです。

## スピリチュアリティはシステムである

私は「人間らしさ」「自分らしさ」を形成する要因に二つあると考えています。後でこのことを説明しますが、それが「人間らしさ」とか「自分らしさ」を保障する仕組みになっていると考えます。この「仕組み」は人間の中に組み込まれている「システム」だと思っています。そういうシステムが人間の中には最初から組み込まれていて、それが危機というような状況、つまり「自分が自分」で生きられないような状況に立つと、それが触発されてくるのではないかと思っています。

### アイデンティティの問題

ここからは少し「アイデンティティ」の問題にふれていきます。私の「アイデンティティ」、つまり「私が私自身である」ということを形成するものにどんなものがあるでしょうか。職業、立場、学歴、容姿などが自分のアイデンティティを作っています。あるいは私の性格が「強い」とか「弱い」とか「潔い」とかということがあります。それから「私の生き方」「価値観」があります。あるいは私が自分の生命の生い立ちや死生観があります。ところが、このスピリチュアリティの一つの大きな特徴は、「生きる意味」「自分が生きる」ときの存在の根拠というものが、どこにみているのかということだと思うのです。実は、先程の『スピリチュアルの現在』の本の最後の論文ですが、宇都宮さんが書いておられる論文「人生物語としてのスピリチュアリティ」にも、最終的には「自己」の問題がこのスピリチュアリティの中心概念ではないかというふうに記されております。私たちが知っている人で言えば、カール・グスタフ・ユングなどが同じような考え方をしていると思います。私が私を見る時の「枠組み」がスピリチュアリティの基本的な概念です。

### スピリチュアリティの二つの基礎要因

「スピリチュアリティの基礎要因」は二つあります。「自己アイデンティティ」が一つ。それから私の「存在を決定する枠組み」がもう一つです。この二つがスピリチュアリティの基礎要因ではないかと考えています。この二つのものが私たちの存在を規定するもので、生きる意味、目的、苦難の意味、死後の世界に解答を与えるものです。それをもう少し別の言い方をすると「絶対他者」ということと、「内的自己」というところに、自己アイデンティティを求める根拠があると考えています。このことは、先生方からまた後で議論の中でいろいろと教えていただきたいと思います。関係性の要因としては、「絶対的他者」、つまり私の存在を規定する「枠組み」、それからもうひとつは「究極的自己」、「内的な自己」、私の生きがいとか私の生きる目的に関わるものです。これらの二つが極になっています(図3)。つまり「絶対的な存在」、それは例えば私のいのちを作った根源、創造者、場合によっては「神」とか「仏」とか「宇宙のいのち」とかいうふうになります。「宇宙の法則」というふうにいう人もいます。それからもう一つは私自身、つまり私の内的な自己の中の「本当の私」とか、私の「人生の価値観」とか、大勢の人の群れの中での「私の存在の意味」だとかいうものを見つけ出すものです。スピリチュアリティにとってはこの二つが非常に大きな要因になっていると考えています。この二つの中で私というものが規定されていく、あるいは私というものの存在が意味をもってきます。

### 危機とスピリチュアリティ

例えば私がガンの末期になった場合に、何故私がこんな病気にならなければならないのかと悩むことでしょう。私の人生を意味付けていた枠組みが崩れてしまいます。そこから絶対的な存在、自分を超えたもの、人間を超えたものとの関わり合いの中で、自分を捉えるように促されます。つまり相対性の中では自分を規定するものが失われるので、それを超えた、つまり神とか仏とかというもの、あるいは絶対的な存在者、そういうものに目を向けていくのです。言葉を換えて言えば、そういうものしか、自分の存在の土台とならないということです。私たちがガンになったとき、何故なのか、何故なのか、と問います。いくら問いを繰り返しても答えがない。私よりももっと悪いことをしている人がたくさんいるのに、何故こんな苦しみを負わなければならないのか。そのときに人間の世界を超えたところに何か意味を見出そうとする。あるいはその中に私の存在を価値付けるものを見つけようとします。例えば、ヴィクトール・フランクルの『夜と霧』の世界では人間を超えたものから自分が問われていると言っています。あるいは、人間を超えたものから自分に与えられている意味というものを見つけ出すことです。もう一つは、私の内側を点検して答えを見つけ出すことです。例えば、私の生きる意味は教育だとか、社会事業だとか、いい音楽を創るとかありますが、そういう事が、もうできなくなった状況の中では、教育も社会事業も音楽を創ることも意味を失ってしまいます。死という危機状況の中で私の存在の意味を見出さなければならないときに、結局行き着くところは大きな存在の中に自分があることに気付くこと、また私がここに在るという存在に意味を見つけるしか方法はありません。その存在だけは消せない、否定することはできない。今、ここで私は看護師さんや医師から手当てをうけなければならない。また目に見えない薬剤師や食事係の人やたくさんの人の労苦に支えられていることに気付きます。そこでその私に何ができるのかということを問い始めていく。

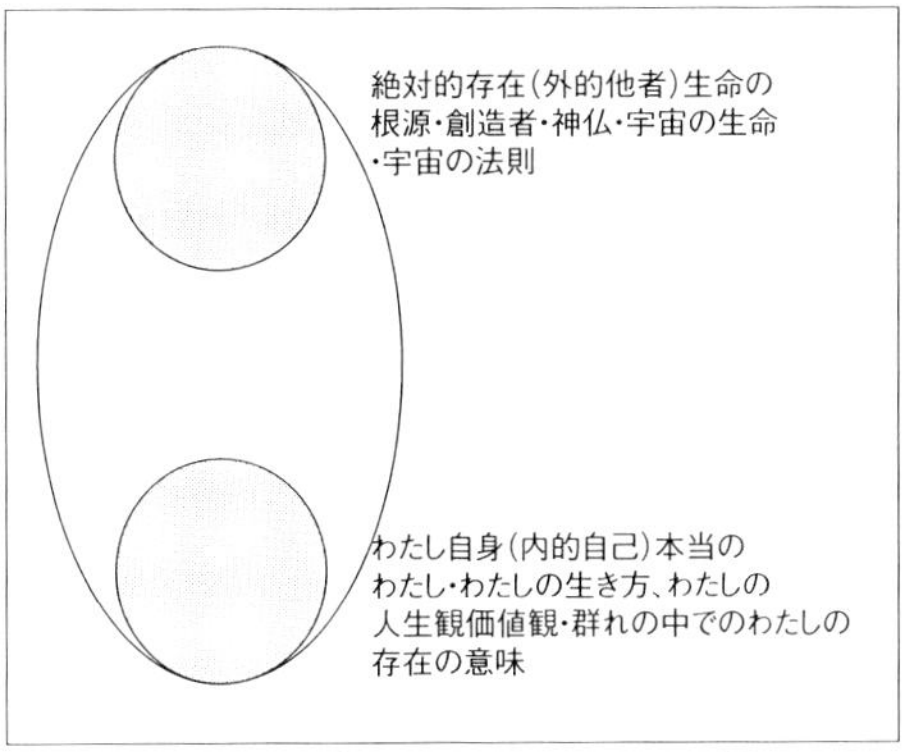

図3　スピリチュアリティの二極

一つのケースを申し上げましょう。あるガンの患者さんがいました。不平不満の多い人でしたが、ある時、自分は看護師さんに一言でもありがとうと素直に言うことをその日一日を生きる目的にしようと決心したのです。つまり、それまではもっと大きなものを考えておられたかもしれない。それが人生の目的、あるいは自分の存在を価値付けていたものかもしれない。けれどもそういうものができなくなってきたとき、それが出来なくなり、不平不満になった。しかし、自分の存在と本当に対峙したとき、置かれた状況の中で出来ることを考えて、そこに価値を見い出したのです。この作業は自分自身の中にあるものを一旦否定して新しい価値観を作る作業です。

そういう中で人は「自然」とかあるいは「宇宙のいのち」というものに関心を開いていきます。あるいは芸術作品、音楽だとか絵画だとかそういうものの持っている「崇高性」というようなものに感動するとか、あるいはその中に非常に「永遠的なもの」をみる、非常に実存的なものを見ようとする。あるいはそれと自分との関わりの中で把握しようとするのです。そうなると今までとは異なったものの大切なことが分かってきます。つまり、愛とか真実とか希望というもの、そういうものが価値を持って来ます。ある人は、宗教における救いだとか天国だとか愛というものに目覚めていくように思います。

この患者さんは看護師さんに一言だけでも「ありがとう」と言えることの重みに気付き、それを毎日の生きる目的にしました。そうしたら、その人の人生は輝きはじめました。この患者さんは看護師さんたちから喜ばれる体験をしたので、一日が大切になっていきました。亡くなるとき、私は「すばらしい人生でしたね」と言ったのですが、うなずいて聞いてくれました。

## スピリチュアリティは生きる根拠に関わる

「スピリチュアリティの現在」を、私なりにまとめてみますと、この「スピリチュアリティ」は、今まで宗教学、宗教の中で議論されて来たものですが、だんだん心理学だとか医学だとか福祉だとか経済学だとかいうものに広がってきました。そしてその根本には、「人間らしさの回復」というテーマがあるのです。あるいは「生きがい」の再発見というテーマがあります。あるいは「生きる根拠」を求めているのではないかというふうに思います。

宗教のない時代とは私自身の存在が自分にとって重荷になってしまった時代です。そういう状況の中で、「スピリチュアリティ」が問題になって来ています。それはもう一回私の人生に生きがいを見出したいという願望があるからです。あるいは夢とか未来とか理想を失った自分というものを、もう一回理想を持ちたいと願っているからです。あるいは家庭とか社会が不安定な中で、もう少し変わらないもの、あるいは本当に私の人生を生きていく土台に関心が寄せられているのではないでしょうか。

スピリチュアリティと宗教との違いは、宗教には拘束性がある点だと思います。宗教には教義があって、それが信じる人の人生を縛っていきます。教義があるということは、救いであると同時に、ある意味では他のものを排斥します。宗教は他の宗教を排斥しますから、現代人は不寛容な態度に嫌悪感をもちます。「スピリチュアリティ」にはその様な排他性も不寛容もありません。自己で自分の人生を選択するのです。自由でありたい。それと同時に平安でありたい。確信に満ちていたい。何かしっかりしたものを持ちたい。そういう気持ちが「スピリチュアリティ」への興味を起こさせているというふうに思います。それからもう一つは新たな自己の発見というものを期待しているのではないか。あるいは医療の中でのスピリチュアリティの関心、亡くなる方が悔いのない人生の最後を送れるようなケアを考えています。
以上が、「スピリチュアリティの現在」ということだというふうに思っております。

## スピリチュアリティ研究の一つの試み

このスピリチュアリティを捉えなおすための方法がないだろうかと何年間か考えてまいりました。いろいろな方法（メソドロジー）があると思いますが、その方法の一つとして、スピリチュアリティというものが宗教と非常に近い概念ではないかという点に目を付けました。宗教とスピリチュアリティが非常に近い関係にある。それから、「スピリチュアリティ」は先程申しあげましたように、人間の実存とか人間の人間らしさということに関わる問題です。「スピリチュアリティ」は人間の存在を非常に根底から支えるものであるために、必ずしも誰それとなくみんなにそのことを話すことができないような、つまり「裸の自分」をさらけださなければならない側面を持っているのではないかというふうに考えてきました。その人が、なんていうのでしょうか、格好良くというようなものではない、つまり、まさにその人がもううずくまってしまって、立ち上がれないようなところに、スピリチュアリティというのはあるのかなというふうに思っておりました。

では、そういう「スピリチュアリティ」というものはどうやって研究することが出来るのでしょうか。面接法、統計法などいろいろあると思います。問題は「スピリチュアリティ」というものを抽出する方法を見つけ出す必要があります。『死の瞬間』の著者キュブラー・ロスの研究は、患者さんのところにいって直接インタビューしたのです。この同じ方法を使ってスピリチュアリティというものが見えてくるのかというと、そうではないのではないかという感じをもっておりました。その理由は、スピリチュアリティは裸の自分をさらけ出すことなので、信頼関係が非常に大切になるからです。この信頼関係は一、二日で出来るものではありません。ちょうどそんな時に思いついたのが、闘病記というものです。闘病記や闘病日誌は闘病中の患者の生活記録ですが、実によく心の模様を書き残しています。

## 高見順の『闘病日記』

ここにもってきましたのは高見順の「闘病日記　下」（岩波書店）なのですが、高見順がこの中で叫び声をあげています。自分はのろわれたようなものだと。もう自分は捨てられたようなものだと。確かに私生児のような格好で高見順は生まれてきています。それでお父さんからも愛されなかった。国会議員をされていた人ですけれども、たまたまお父さんが郷里に帰ったときに出会った女性との間に生まれたので、自分のふるさとにいられないで、彼はお父さんのいる東京についていって、そこで生い立った人です。ですから、いつでも自分は捨てられた存在だという痛みを持っていて、ご存知のようにマルクス主義の中に入っていったわけです。一中、一高、東大といった秀才ですけれど、自分をいつでも探している苦闘がこの中には非常によくでています。

こういう材料は、スピリチュアリティを研究する材料としては非常にいい材料なのではないかというふうに思いました。それで、そういう材料を集め始めますと沢山ありまして、その中にはご存知のように、クリスチャンの方々が書いたものもたくさんあります。私はクリスチャンではない方だけのものを集めました。公に出版されたものを五四冊集めました。それからその一ページ一ページを全部調べまして、その中から宗教用語を全部引き出しました。例えば「神」「仏」「悟り」「西行」「天国」「極楽浄土」「地獄」「葬式」「参拝」「信じる」「すがりたい」「因縁」「霊魂」「般若心経」「鈴木大拙」とか「念仏」「合掌」「初詣」「罪」「祈り」「悪運」「諦観」とか、こういう宗教用語を全部引き出しまして、そしてどうしたかというと、それを使っているそのときの言葉の意味を文脈の中で解釈しました。スピリチュアリティというものを直接に研究するのは非常に難しいことがわかりましたので、宗教用語を通してスピリチュアリティを見てみたらどうかと考えました。このような意図をもって亡くなった人が遺した闘病記や日記を調べてみますと、宗教用語がキリスト教、仏教、神道がランダムに使っているわけです。私が調べた資料を見てみますと、すべての人が宗教用語を使っています。高見順などは非常によく使っている人の一人かもしれません。先程言いました高見順の「闘病日記　下」（岩波書店）などでは、非常に多くの宗教用語が出て来ます。五月の二三日の日記ですけれども、「私の魂は今ちぢに乱れている。ヒューマニズムなんてウソだ。善意なんてウソだ。生きる喜びなんてウソだ。死を前にしたとき、こんなもの一切は無意味だ。おもいきり瀆神の言葉をはきたい。」つまり神を冒瀆することですね、「瀆神の言葉をはきたい。神の前にあのような敬虔にひれ伏したシュザンヌを三年間ガンで苦しめ、結局殺した神。神は、造物主は、人間の死を、生きものの死を、もうすこしなんとかできないものだろうか。死ぬことはいい。生きものは死なねばならぬ。死そのものを残酷だと言うのではないが、もうすこしなんとかちがった死を与えることはできなかったものか。あまりにもむごい、むごたらしい。」こうやって綿々と神を呪うような言葉を書いていきます。高見順は自分の負った人生の苦悩を神にぶつけています。それに加えて、神から苦悩の解答を求めています。神を否定するのではなしに、人生の難問に解答を与え、心に平安を与えてくれる神を求めているのです。神を信じられないと言いながら、本当は信じたいのです。宗教用語を使っている背後を見てみると、結局そこには、魂の願望が見えてきます。宗教用語には感情とか情緒とか思想とか意志とか、あるいは期待とか希望とか、あるいは願望とか、あるいは批判とか、あるいは欲望とか、憎しみとか怒りとか憤りとか、あるいは歓喜とか、失望とか絶望とか、あるいは後悔とか感謝とか反感とか励ましとか慰めとか祈りなどが、表現されています。宗教用語の一つ一つを調べていく作業をしますと、少しスピリチュアリティというものが見えてくるのではないかというふうに感じたわけです。そうするとそこでわかってくるのが、この人たちは既存の宗教には入らないけれど、結局、魂の安らぎとか、生きる意味付けなどをして「私意識を再構築」し、安定を得ようとするのです。また、「生きる意味」を見出そうとするのです。崩壊した「私意識の再構築」とは、言い換えればそれは「癒し」、つまり本来持っていたものをもう一度取り戻そうとすることです。

ここで問題になっているのは、つまり私が背負いきれなくなってしまった私を、それを誰かに手助けしていただいて背負っていこうとするのです。そういう私自身であろうとすること、あるいは人間であろうとすることが「スピリチュアリティ」の本質であると考えられます。それが失われたとき、もう一度獲得しようとする、回復しようとする。わたし意識を回復すること、そのことがスピリチュアリティというものではないか。そしてスピリチュアリティというのは、失われた「魂の安らぎ」とか「意味付け」などを回復することで、死の中で生きることを可能にする、自己保存のメカニズムではないかというふうに思いました。

以上のことが、私が採用した研究方法（メソッド）でわかったということです。つまり「私」が問題になってきているのです。先程言いましたように、今日「私」が失われてきた時代の中で、スピリチュアリティがやはり大きな問題になっているのではないかと思われます。今日はスピリチュアリティの時代というい方は当たっていると考えられます。私のお話は終わらせていただいて、皆さんのほうから、ご意見またはいろいろのお考えを教えていただきたいと思います。

＊　＊　＊　＊　＊　＊　＊

**司会**　窪寺先生、どうもありがとうございました。窪寺先生もぜひ聴衆の方がたからいろいろお話を聞きたいということですので、ご意見とか質問がございましたら、どうぞご発言下さい。

――「スピリチュアリティの木」というところ、左側の木の真中あたりに現代社会・技術時代・核家族・宗教なき時代ということが書いてあるのですが、これはどういうふうにかかわっているのでしょうか。

**窪寺**　現代社会というのは技術時代、核家族、宗教なき時代だと私は考えています。宗教ない時代は魂の問題を既存の宗教に求めずに、スピリチュアルなものに求めると考えています。それが今日のスピリチュアルなテーマがもてはやされている理由だと考えています。現代社会・技術時代・核家族・宗教なき時代と書きましたのは、スピリチュアリティの木のとりまく環境全体を示した言葉です。

二番目のことは、そのスピリチュアルな生活は、宗教という枠の中でのひとつの位置を占めてきた過去があると思っています。「クリスチャン・スピリチュアリティ」といいますが、これなどは一六世紀頃にさかのぼるキリスト教の生活の一面を現わしているといえます。そういうようなことに一六世紀には非常に関心事であったのです。このように宗教の世界の中で「スピリチュアルな生活」に関心がもたれたのです。「スピリチュアリティの木」は以上のような歴史的文化的流れを示します。

――三つの質問があります。スピリチュアリティという言葉は宗教学で言われた言葉と言われました。また、その言葉はいろいろな広がりを持っているとも言われました。「スピリチュアリティ」の日本語の適訳はあるのかどうか。それから、「スピリチュアリティ」への新たな関心というところで、競争・利潤など人間疎外の社会の中での人間性の回復ということをあげておられるのですが、人間疎外の社会というとマルクス主義を思わせるような表現なのですが、人間疎外をしている社会というのは社会のほうに問題があると考えておられるのかどうか。三点目は「スピリチュアリティの二極」というところで、絶対的存在とわたし自身との関係というところですが、それは絶対的でなければいけないのかどうかという疑問です。

**窪寺**　ありがとうございます。一番目の質問は、スピリチュアリティということが、カタカナで書いてある訳ですね。カタカナで書かなければならないかどうかという問いです。私は日本語の適訳はないと考えています。この「スピリチュアリティ」のニュアンスを表現する日本語はありません。精神性、内面性、実存性などの訳語もありますが、不十分です。先程ご紹介しました『スピリチュアリティの現在』の中でも、「スピリチュアリティ」について議論していますけれども、日本語で適訳がない。私が知っているのでは、東京大学の西平直さんが言っているものが一番なのかな…。それはいろいろ吟味してみても最後はスピリチュアリティしかないのではないかという結論です。今おっしゃってくださった日本だけの問題ではなくして、世界的だと私は理解しています。世界的に問題になってきているのは、やはり宗教離れが一方のほうにあって、いわゆる伝統的な宗教から人々は離れているのだけれど、自分を見出す場を人々は求めていると考えられます。自分の存在を受け入れられる場を求めて現代人は葛藤し、スピリチュアリティに皆が関心をもっているのです。それから二番目の問題は、おっしゃってくださったように社会のほうに問題があるのではないかという問いです。私も現代社会に問題があると思っています。三番目のことは、これは「絶対的存在」と書いておりますけれど、これは「超越者」ということでもいいし、「人間を超えたもの」でもよいと私自身は理解しております。日常性を超えたものであることは必要だと思います。つまり「相対性」ではなしに「絶対性」が必要なのではないかと思っております。私たちと同質のものではいけない。それは相対性の世界だから、もうちょっとそれを超えたものを人間が今求めているのではないかというふうにみているのです。

——宗教のない時代の「わたしの存在」が重荷になったと言われたところは面白いと感じました。宗教なき時代なのに窪寺先生が闘病記を五四冊調べられたら宗教用語がたくさん出てきて、宗教なき時代に生きるわたしたちが宗教を求めている。これが非常にやっかいだし面白いなと思ったのです。もう一つは宗教の拘束への嫌悪と言われましたが、そこが自分の経験でも同じ感じですね。

宗教を必要としつつ宗教の拘束への嫌悪がある。自分自身はどっぷりプロテスタントなのですが、ちょっと個人の経験ですが、四年前ガンで妻を亡くしたのですが、その時も教会に相談するよりも、むしろ、私は家族に支えられましたし、窪寺先生などにも支えていただきました。いろいろ支えてくださる方がたくさんおられて、なんとか持ちこたえてこれたのですが、どうもクリスチャンに相談することがすごい大きなプレッシャーでした。教会という組織が私にいろいろ配慮してくださるのですが、なにかやはり教義、組織、神学になってくると、窮屈なものが出てくる感じです。イエスキリストをしっかり見つめておればそれでいいと思えるんですけれど、人間が関わって作る組織ですね、教会も。それからキリスト教学校などは最たるものですけれど、そういう組織になってくると、なかなか本当に自分の心の痛みを話せる気にならないのです。非常に難しいですね。教会のいろいろな配慮というのは、よくわかるのですが、うずくまって立ち上がれないような状態の時には教会では本当にわかってくれているかどうか疑問があります。どっぷりプロテスタントの私自身ですらそうですから、日本の社会全般から考えたら、宗教なき時代に宗教を必要とする人がいて、その人たちはスピリチュアリティに関心をもつというのがよく分かります。教会の中にスピリチュアルケアの体制とか理解とか教育とかが出来ればと願っています。教会の今後の大きな課題ではないかという気がします。

（関西学院大学・神学部チャペル、二〇〇四年一月二二日）

# あとがき

言葉は時代を映す鏡であると言われる。私たちは、その時代に生きる心性を表現するためにつねに相応しい言葉を創造してきた。「スピリチュアリティ」もそのような今という時代を映すために新たに意味づけられ、用いられ始めた言葉、時代のキーワードであろう。スピリチュアリティという新奇なカタカナ言葉も、最近は比較的広く認知されるようになってきた。以前、別名（『精神世界総カタログ』）で呼ばれていた書物が、二〇〇二年から『スピリチュアリティ・データ・ブック』と改称されたのも、その一つの証左である。

このカタログでは、哲学思想からニューエイジと呼ばれる潮流におよぶ、きわめて幅広い領域にわたる書籍が紹介される。その事実は、スピリチュアリティという言葉が覆う範囲がかなり幅広く、また曖昧なままに用いられていることを端的に示している。確かに、この言葉を近代の学問的枠組みに無理矢理に押し込んで、スピリチュアリティという言葉で開示される創造的な可能性を台無しにしてしまう必要はない。けれども、創造的な可能性の代償として、スピリチュアリティという問題圏での議論に、若干の混乱をきたしていることも事実として認めなければならないだろう。とくにそのような混乱が顕著であるのは、スピリチュアリティと宗教をめぐる関係をめぐる議論である。

スピリチュアリティという用語は元来、宗教を研究する学問領域において使用されてきた言葉である。たとえば、アニミズム的宗教では霊的（スピリチュアル）存在が問題になり、キリスト教では、神からスピリット（霊）を与えられた人間の霊的性格が問われてきた。しかし、さまざまなスピリチュアリティをめぐる言説を総覧すると、スピリチュアリティと宗教の関係は、あたかも相反する方向で理解されていることに、慧眼な読者は気がつくだろう。ある論者は、スピリチュアリティの中に伝統宗教と対置される新しいパラダイムなり、代替的な選択肢を求め、また別の論者は、伝統的な宗教をふくめて広く宗教的な営みの根底にある宗教的意識を見出そうとしている。ニューエイジと呼ばれる動きは前者に当たるであろうし、後者はキリスト教などの既成宗教からの立場からのスピリチュアリティへの接近が挙げられよう。この二つの言説は、必ずしもどちらかが正しいという排他的な言説ではないにしても、スピリチュアリティに対する宗教の関係はきわめて論争的な問題として残されていることは疑い得ない。実際のところ、スピリチュアリティと宗教とは、どのような関係にあるのだろうか。

関西学院大学にはキリスト教と文化研究センター（略称ＲＣＣ）が設置されている。研究センターは、キリスト教主義大学の使命として現代に生きる人間が抱える諸問題に積極的に取り組んで、現代が抱える問題にキリスト教の立場から応答しようと試みると共に、それらの問題から逆にキリスト教そのものをも問い直すという作業をしてきた。とくに二〇〇三年度からは、急速に変化する現代に機動的に対応するため、数年単位で特定の課題に重点的にあたる研究プロジェクトを発足することとなり、初年度に「暴力とキリスト教」との主題でＲＣＣの主任研究員を中心に共同研究班が組織された。これに続いて二〇〇四年度には、主任研究員に加えて関西学院大学の他の教員の協力もえて「スピリチュアリティと宗教」が新研究プロジェクトとして企画された。

この研究プロジェクトでは、先述のような問題状況のなかで、現代文化・社会の問題として、私たちはどのようにスピリチュアリティを捉えたらよいのか、また、どのようにキリスト教は今日のスピリチュアリティへの問いや期待に応えたらよいのか、を探究することを意図していた。しかしながら、スピリチュアリティを、そして宗教との関係をめぐる問題圏はあまりに複雑かつ多様であり、どこから研究に着手するかの判断は容易ではなかった。たんに伝統的な宗教の枠内でスピリチュアリティを論ずるのでなく、また、宗教の埒外に布置された、ときに知的・抽象的なスピリチュアリティを語るのでもない、まさにスピリチュアリティと宗教とのその界面に位置するような切り口が求められた。

そのようなスピリチュアリティと宗教をめぐる問いに、いかにアプローチすべきかを、研究代表者である窪寺俊之教授と議論するなかで、スピリチュアルケアをめぐる諸問題から考えてゆくことが相応しいとの着想が生まれた。スピリチュアルケアという領域（詳細については本書ならびに窪寺教授が最近刊行された『スピリチュアルケア学序説』〔三輪書店〕を参照されたい）は、ホスピスなどで末期に直面した人間の、たんに肉体的・心理的なものにとどまらない苦痛を配慮する働きである。スピリチュアルケアでは、しばしば定められた訓練をうけた宗教的専門家がその役割にあたるものの、その配慮の対象は、必ずしも自覚的な宗教的背景をもたない人びと、いやむしろ日本ではそのような人びとが大多数である。そこは従来の宗教的な枠のみにとどまらない配慮と実践が要求される場にちがいない。すなわち、スピリチュアリティという問題圏の中で、普遍人間的な問題と宗教的な問題が、とくに鋭く出会う場がスピリチュアルケアという領域であり、したがって、この領域こそがスピリチュアリティと宗教という重要な問題を解明する端緒として相応しい切り口であると判断されたのである。

このようなパースペクティヴから、二〇〇三年一〇月から三回の研究公開講演会が企画され、その講師には、キリスト教・仏教など宗教にかんする高い見識をそなえつつ、さらにスピリチュアルケアの臨床的な経験をつまれた方々を依頼した。仏教の立場からビハーラでの経験をもとに谷山洋三先生に、またキリスト教の立場からホスピスならびに臨床牧会教育のスーパーヴァイザーとしての経験をもとに伊藤高章先生にお話しいただいた。さらに、研究グループを指導される窪寺先生が、人間学の立場から先行する二つの講演で議論になった諸問題を整理・総括してくださった。いずれの講演でも、まさにスピリチュアリティと宗教の関わりが中心的な問題として取り上げられ議論され、これら研究講演会が企画された意図が十分に果たされたと考える。

スピリチュアリティと宗教をめぐる諸問題に、ＲＣＣの研究班は二〇〇四年度も引き続き取り組んでいるが、研究プロジェクトの中間的な報告として、本書を刊行することとした。研究班の実務担当者として、この場をかりて、多忙な中で講演を快諾しまた原稿整理の労をとってくださった講演者の先生方に心から感謝いたしたい。また、あわせて講演会に出席し、議論に加わってくださった関西学院大学の教職員・学生、その他の方々にあわせて感謝したい。本書の刊行が、スピリチュアリティと宗教の関係をさらに議論する契機となるよう、またスピリチュアルケアのより深い理解のために役立つよう心から願っている。なお、本書は、キリスト教と文化研究センターの成果刊行補助費を得て出版されていることを申し添えておきたい。

平林孝裕（ＲＣＣ主任研究員、関西学院大学神学部助教授）

関西学院大学キリスト教と文化研究センター・研究プロジェクト
「スピリチュアリティと宗教」研究分担者

| | |
|---|---|
| 窪寺俊之 | （神学部教授、研究代表者） |
| David Wider | （神学部助教授） |
| 平林孝裕 | （神学部助教授） |
| 対馬路人 | （社会学部教授） |
| 舟木　譲 | （経済学部助教授・宗教主事） |

**【講演者紹介】**（掲載順）


**谷山洋三**（たにやま ようぞう）

1972年生まれ。四天王寺大学准教授、上智大学グリーフケア研究所主任研究員などを経て、2012年から東北大学准教授。専門は、仏教福祉学、臨床死生学。

（研究業績）『仏教とスピリチュアルケア』（編著、東方出版）、『スピリチュアルケアを語る第三集』（共編著、関西学院大学出版会）、ほか多数。

**伊藤高章**（いとう たかあき）

1956年生まれ。上智大学神学部神学科教授。2002/3年度 スタンフォード大学病院スピリチュアルケア部 スーパーヴァイザー・イン・レジデンス。専門は、キリスト教史学・スピリチュアルケア。

（研究業績）（論文）「死別者へのカウンセリング」、三永恭平・斎藤友紀雄・平山正実・深田未来生 監修『講座 現代キリスト教カウンセリング　第3巻』（日本基督教団出版局）、「Contradictions in Heritage — Pastoral Care & Counselling for the 21st Century— : Keynote Address, Asia-Pacific Congress on Pastoral Care and Counselling. Perth, Australia 2001」（『桃山学院大学キリスト教論集』第38号）ほか多数。

**窪寺俊之**（くぼてら としゆき）

1939生まれ。聖学院大学大学院人間福祉学研究科教授。

博士（人間科学）。専門は、実践神学・牧会カウンセリング。

（研究業績）（著書）『スピリチュアルケア入門』、『スピリチュアルケア学序説』、『緩和医療学』（共著、以上、三輪書店）、『メンタルケア論』（共著、慶應義塾大学出版会）（翻訳）シャロン・フィッシュ著『看護のなかの宗教的ケア』（共訳、すぐ書房）、D.D. ウィリアムズ著『魂への配慮』（日本基督教団出版局）ほか多数。



スピリチュアルケアを語る
ホスピス、ビハーラの臨床から（オンデマンド版）

2004年8月30日 初版第一刷発行
2014年8月　5日 オンデマンド版発行

著　者　谷山洋三・伊藤高章・窪寺俊之
編　者　関西学院大学キリスト教と文化研究センター

発行者　田中きく代
発行所　関西学院大学出版会
所在地　〒662-0891
　　　　兵庫県西宮市上ケ原一番町1-155
電　話　0798-53-7002

印　刷　㈱デジタルパブリッシングサービス




Printed in Japan by Kwansei Gakuin University Press
ISBN 978-4-86283-170-5